いたわり
発酵
ごはん

fermented

food

国際中医薬膳師　大友 育美

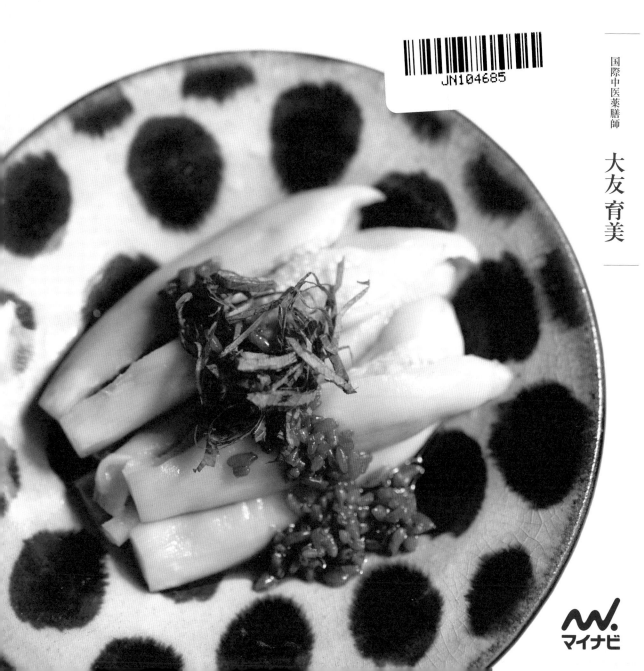

JN104685

マイナビ

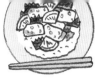

# 目次

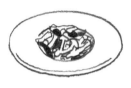

## 不調に効く
## 発酵調味料

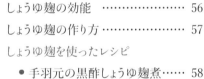
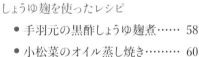
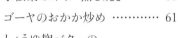

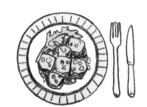

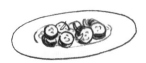

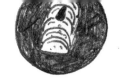

# 毎日食べたい
# 発酵漬け物

# 体においしい
# 発酵おやつ

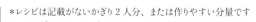

| 本書での約束事 | ＊レシピは記載がないかぎり2人分、または作りやすい分量です |
| --- | --- |
| | ＊1カップは200mL、大さじ1は15mL、小さじ1は5mLです |
| | ＊電子レンジは600Wのものを使用しています。500Wの場合は時間を1.2倍にして加熱してください |

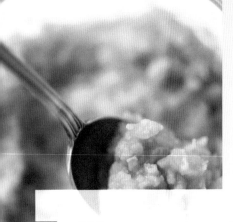

# 発酵ごはん

あなたをいたわる

くたびれて何もしたくないときでも、おなかはすきます。
そんなときこそ元気になれるごはんを食べたい。
そう思っているみなさまに麹発酵調味料がお役に立ちます。
スーパーで手に入る乾燥米麹に、
塩やしょうゆなどを混ぜて炊飯器で保温しておくだけで、
栄養豊富な手作り発酵調味料ができあがります。
2〜3ヵ月は日持ちし、使い切りができる量を小さなびんで作るため、
冷蔵庫を占領することもありません。
小びんでつくるよさは、炊飯器に2〜3個を入れることができ、
しょうゆ麹と塩麹、レモン塩麹と甘酒など好きな組み合わせで
2〜3種類を同時に発酵できるところ。飽きずに楽しめます。
塩麹、甘酒、しょうゆ麹、そして塩麹にひと手間加えた
たまねぎ塩麹、レモン塩麹の5種類の麹発酵調味料は、
いつもの料理にさっと加えるだけで元気にしてくれる効果があります。
ストレスを軽減してくれるデザートも、甘酒と発酵あずき、
発酵ひよこ豆の自然な甘さで、罪悪感なく楽しめ、
栄養もたっぷりです。
疲れているときでも作りやすい、レンチンおかずや
さっと簡単に作れるみそ汁、スープのレシピをたくさんご紹介しています。

毎日の食事に手作り発酵調味料を取り入れて、
身体のなかから無理なくゆっくり健康になってください。

## 大友 育美

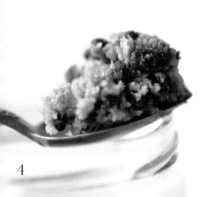

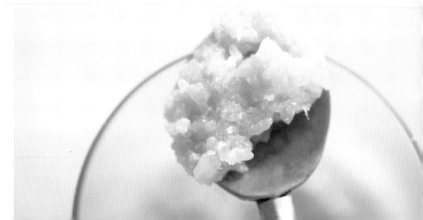

# 薬膳で整える六つの不調

本書では、麹をはじめとする発酵食品のもつ健康パワーを、薬膳の観点からお悩み別に紹介しています。現代人が日々感じているであろう6つのお悩みを、薬膳と発酵、2つの知恵で解決します。

＊本文中の「気」「血」「水」、「五臓」（脾、腎、肝、肺、心）についてはP9の図を参照ください

## 一 元気の補給・疲労回復

「気」を補う

疲れやすい

風邪をひきやすい

やる気が出ない

元気の素になるエネルギーを「気」と呼びます。仕事やストレスが原因となることはもちろん、忙しい日が続いたり、汗をかいたりした後は「気」を消耗し、疲れやすく、風邪を引きやすくなったりやる気がおこりにくくなります。

「気」は、薬膳では「脾」（胃腸）が生み出していると考え、「脾」が健やかであれば、食べたものの栄養をきちんと吸収し元気な身体になると考えます。

私たちの大腸には100兆個もの腸内細菌が住んでいます。腸内細菌の種類は大きく分けて善玉菌・悪玉菌・日和見菌の3種類。

善玉菌と呼ばれるのはビフィズス菌などの乳酸菌で、身体に有益な働きをして、悪玉菌の増殖を防ぎます。また、腸内の有害物質を身体の外へ排出する働きもあります。私たちの身体にとって有害な悪玉菌は、腸内で増え過ぎると便秘や下痢、肌荒れ、アレルギーなどの体調不良を引き起こします。便やおならの悪臭も悪玉菌によるものです。日和見菌は善玉菌にも悪玉菌にも属さない菌のこと。日和見菌は腸内において多いほうの菌と同じ働きをするといわれています。

腸内細菌のバランスは、加齢、食生活、疲労やストレスなどによって日々変化するものです。年齢によるものは変えられませんが、腸内環境は食べたものに大きく左右されるため、麹などの発酵食品を食べることで善玉菌を増やしたり、働きを活発にしたりして腸内環境を整えることができます。

発酵食品に含まれる菌は、生きたまま腸に届かずに死んだ菌でも、善玉菌のエサになったり、悪玉菌の出す有害物質を吸着して体外に出しやすくしたりと、善玉菌のサポート役として大事な役割を果たしています。

朝なかなか起きられない

しっかり寝ても眠くなる

集中力が持続しない

「脾」は「血」と呼ばれる栄養物質も生み出しています。胃腸の消化機能が鈍って食欲が減退すると、元気の素である「気」と、栄養である「血」の量も少なくなり、ますます疲労の回復が遅くなり、朝起きられない、しっかり寝ていても眠くなる、集中力が持続しないといった状態になってしまいます。

まずは「脾」の機能を高める食材を使い、消化にやさしい調理方法で食べましょう。食べすぎ・飲みすぎ、脂っこい食事は消化機能を低下させるため控えめに。

また、薬膳では「気」は朝に作られると考えます。温かい朝食を食べることも大切です。

様々な疲れの症状は身体を守るための黄色信号です。食事と同様に心地よい眠りや休息も大切です。ゆるっと無理のない範囲で疲れにくい身体づくりを目指し、あなたの大事な身体をやさしくいたわってあげてください。

## 二 気持ちをコントロールする

### 「気」を巡らせる

**不安感が強くなる**

**心配事で眠れない**

人間関係の悩み、多忙な仕事、体調不良や睡眠不足……普段の生活のなかでおこる様々なことがストレスとなり、「気」の巡りを悪くすることが心の不調につながります。

「気」は"気持ち"という言葉があるように、私たちの心の状態をコントロールする役割もあると考えます。そのため、「気」の巡りがよいと気持ちも穏やかになり、「気」の巡りが悪くなり滞ると、不安感が強くなり、より眠りが浅くなります。「気」の巡りが悪くなる（気滞という）と、のどに何かつかえたような違和感を覚えたりします。他にも、胸やみぞおちが張ったように苦しくなったり、胃の膨満感、ゲップやおならが出やすくなったりすることも気滞の特徴と考えます。また、生理にも影響を及ぼし、生理不順、PMS（月経前症候群）がおこりやすくなります。

進学や就職、結婚、出産などうれしい変化も、ストレスの原因になることがあります。心を安定させる働きのあるアーモンドをおやつにしたり、ハーブやレモンなど心地よい香りの食材で張りつめた気持ちをリラックスさせてください。

身体に溜まったストレスを吐き出すイメージで、意識的にゆっくり呼吸する、軽い運動をしたりして気分をリフレッシュすることも、「気」の巡りをよくする助けになります。

**気持ちが落ち込む**

**イライラし、怒りっぽくなる**

大腸は、交感神経系や副交感神経系、免疫系などを介して脳とつながっています。おなかの調子が悪いと気持ちが落ち込んだり気分の浮き沈みが激しくなり、逆に脳にストレスかかるとおなかの調子が悪くなったりします。このように脳と腸が双方向に影響し合うことを脳腸相関といいます。

腸内細菌は、感情のコントロールや精神の安定に関わっているセロトニンや、やる気や幸福感をもたらすドーパミンなどの神経伝達物質もつくっています。ストレスなく生活することは難しいですが、発酵食品を積極的にとり入れて「腸活」を続ければ、腸内環境が良好に保たれ、気持ちが安定し、心身ともにリラックスして睡眠の質も高まり、ストレスが溜まりにくくなってくることでしょう。

## 三 冷えの解消、内側から温める

### 温める

**手足が冷たい**

**顔色が白っぽい**

**クーラーが苦手**

薬膳では、身体をよく温める食材は「熱性」、ほどよく温める食材は「温性」、身体をよく冷やす食材は「寒性」、ほどよく冷やす食材は「涼性」、温めも冷やしもしない食材は「平性」と5つに分類します。このうち、冷えを改善する場合は熱性と温性の食材を多く摂ることが大切と考えます。

慢性的に疲れている、胃腸が弱っている、無理なダイエットや加齢などが原因で冷えやすくなっているタイプは、身体の内側に熱をつくり出す力が弱くなり、熱の量が不足して身体を温めることができにくくなっています。いつも

手足が冷たい、顔色が白っぽい、冷えるとおなかが痛くなる、クーラーが苦手、お風呂で温まってもすぐ冷える、下痢や生理不順をおこしているなどの不調を感じていないでしょうか。

熱をつくり出すための栄養の不足も冷えの原因となります。身体を温める効果のある熱性・温性の食材と、元気を補給してくれる食材とを取り入れることで、熱をつくり出すための力もチャージして、冷えにくい身体を目指しましょう。生野菜やフルーツ、刺身などの生もの、氷入りの飲みものは身体を冷やすので控えめに。

**暑い季節も靴下が手放せない**

**冷えのぼせする**

もう一つは、身体の隅々まで熱が行き届かないタイプです。手指や足先、下半身などが

とくに冷えやすく、暑い季節も足先が冷たいのがこのタイプ。ストレスや運動不足、栄養の偏った食事が続いてしまうことなどが原因で、「気」や「血」、「水」の巡りが悪くなり、全身に熱が行き届きにくくなり冷えに繋がります。とはいえ、身体の内側に熱はあるため、温めすぎると顔がほてったり、冷えのぼせ（上半身がのぼせて、下半身が冷える）を感じたりすることもあります。

　また、血流が悪くなると、肌に「血」からの栄養が十分にいき渡らなくなり、肌のターンオーバーが乱れ、肌荒れ、くすみ、乾燥がおこります。熱性や温性の食材とともに巡りを改善する食材も取り入れてください。

　麹に含まれる酵素は、ビタミンやミネラル、たんぱく質など身体に必要な栄養を分解して体内に摂取し、エネルギーに変えるために欠かせない成分です。発酵食品は血行を促進し、新陳代謝をアップさせ身体を温める効果があります。

　また麹菌は、代謝の過程でビタミンB群、ビオチン、パントテン酸などを生成します。これにより肌の代謝を促し、美しい肌づくりをサポートしてくれます。ビオチンは炭水化物やたんぱく質、脂質の代謝に関わりを持ち、皮膚炎を予防したり、皮膚や粘膜の健康を支えたりするのに欠かせません。

　身体を温めることで腸内環境の改善にもなり、美肌も期待できるのが甘酒。薬膳的には、「気」「血」の巡りをよくして、冷えによる頭痛や肩こりをやわらげます。

# 四

## 血行促進・貧血改善

### 「血」の巡りを整える・「血」を補う

**肩がこりやすい**

**シミや目の下にクマができやすい**

**生理不順、生理痛がある**

**肌が乾燥して化粧が乗らない**

**爪が割れやすい**

**ドライアイになりやすい**

**便が出づらくコロコロとしている**

薬膳では、血液を「血」と呼び、全身に栄養を運んでいると考えます。肌や髪、爪、筋肉、内臓など身体全体が「血」によって健康な状態に保たれているとされています。

　「血」の巡りが悪く、全身に栄養が行き渡りにくい状態になると、肩こりや頭痛などがおこりやすくなります。血流が滞ると、肌のターンオーバーが乱れ、老廃物もたまりやすくなり、そのためシミやそばかす、さらにはクマやくすみもできやすくなると薬膳では考えます。

　また「血」が少なかったり流れが悪かったりすると、生理不順や生理痛の原因にもなります。「血」を増やし血流を改善する食材で、身体中に栄養を届けましょう。また「血」の巡りをよくするために、同じ姿勢で長時間過ごさないように気をつけ、首や肩を回したり、軽いストレッチをしたりすることもおすすめです。

　きれいな血液は、サラサラと流れて全身を巡り、栄養や酸素を届けます。いっぽうで、汚れた血液はスムーズに流れず、全身の細胞は酸素や栄養が不足しがちになり、皮膚や爪、目、消化器など様々な器官でトラブルがおこります。腸の状態で血液の質が変わる、ともいわれます。腸内細菌である善玉菌を増やす働きがある麹は、その発酵の力で腸の状態が整い、きれいな血液がつくられることで血液がサラサラになり、免疫力も高まります。食べものの栄養の吸収は、ほぼ小腸で行われます。そこから吸収された栄養で血液が作られ、全身を循環するのですが、まずその巡る「血」がきれいになるといわれています。

## 五 デトックス

### 「水」の巡りを整える

目やにが出やすい

足がむくむ

**身体が重だるい**

身体の「水(すい)」の巡りが悪くなり、滞っている状態を「水滞」とよびます。「水」とは身体のすべての水分の総称で、体液(汗や唾液、涙、胃液、尿など)を含みます。「水」は身体を潤す役割と、身体に溜まった老廃物を尿や汗、涙、鼻水などとともに体外へ排出する役割も担っています。

「水滞」になると「水」の巡りが悪くなるだけでなく、余分な水や老廃物が身体のあらゆるところに溜まりやすくなります。そのため様々なトラブルがおこります。ふくらはぎや足首など下半身がむくみやすくなり、関節にも余分な水が溜まってむくみやすくなり、指が曲げにくい、腕が上がりにくい、動かしにくいなどのトラブルが出やすくなります。身体が重くだるい、また頭痛がおこる場合もあります。天気が悪くなると体調が悪化しやすいのも「水滞」の特徴です。

食欲不振

下痢や軟便

じんましんなどの湿疹がでやすい

「脾(ひ)」は水分代謝を行う「腎」とともに身体の水分循環を支える大切な臓腑のひとつで、「脾」が弱まると全身の「水」の巡りも悪くなって、「水滞」につながり、腹部の膨満感、下痢などの胃腸トラブルがおこりやすくなります。余分な水分を身体からとり除くためには、胃腸を整えることも重要です。

「水滞」はすでに余分な水が溜まっている状態です。水分補給は一度にたくさん飲むのではなく、少量を小まめに飲み、できれば常温より温かいものがおすすめです。

加齢やストレスなどで胃腸の消化能力は低下します。麹には消化酵素が豊富に含まれているため、食べ物がある程度分解された状態で摂取でき、体内での栄養素の消化吸収をスムーズにし、胃腸の負担を軽くします。

また米麹に含まれる食物繊維や酵素によって生成されるオリゴ糖が、腸内で乳酸菌をはじめとする善玉菌の繁殖を助け、その人の持つ腸内細菌のバランスを整え、胃腸や肌の調子がよくなり、全身の「水」の巡りも整います。

## 六 若さを保つ

### 「腎」を強化する

腰がだるい、痛い

白髪が増えた、髪が細くなった

**耳が聞こえにくい、耳鳴りがする**

「腎」は、生命力やエネルギーを蓄える場所で、ホルモンバランス(成長ホルモン、性ホルモン)に関連する臓器であり、水分代謝の調整も行っています。そのため、「腎」のケアはエイジングケアにつながると考えられています。

加齢とともに「腎」のエネルギーの質は少しずつ変化し、低下して、疲れやすくなったり、寝つきが悪い、無理が利かなくなったと感じることが増えてきます。足腰がだるい、手足がほてる、髪のトラブル(白髪や抜け毛)がおこる、耳が聞こえにくい、肌が乾燥するなどのエイ

ジングトラブルの多くは「腎」と関係があります。「腎」の働きを高める食材で、エネルギーを補うことがとても大切になります。

中高年になると身体のあちこちが衰えていくのを感じることが増えますが、残念ながら老化を止めることはできません。さらに不規則な生活や冷え、ストレスなどで身体はどんどん老化してしまいます。

老化と関係の深い「腎」にしっかり働いてもらうためには、忙しい時でもできるだけ睡眠をとり、冷たい飲み物や食べ物を控え、「腎」の働きを高める食材を取り入れて老化のスピードをゆるやかにし、更年期障害など今後おこり得るエイジングトラブルを防いでいきましょう。

薬膳では「心身一如(しんしんいちじょ)」といって、心と身体は一体と考えます。心と身体のバランスがとれた

健康な状態であれば、より若さを保つことができます。老化を遅らせるためには、気持ちも重要です。エネルギーをしっかり蓄えて、気力や体力に満ちた身体をつくりましょう。

麹にはたくさんの酵素が含まれます。酵素は体内で作られるたんぱく質の一種ですが、バランスが偏りがちな食生活では必要な酵素が不足しているといわれています。酵素は熱に弱く壊れやすいうえ、年齢とともに体内で作られにくくなるので、酵素をたっぷり含む麹を効率よく補給してあげることが大切です。酵素は、食べ物を分解して糖やアミノ酸、ビタミン、ミネラルなどを生成します。これらは、即効性のある身体のエネルギー源になるほか、筋肉を作るなどの働きがあり、健康でいるために欠かせない栄養素です。麹を含んだ食品を摂ることで、大切な栄養分を補い、健康な身体づくりに役立てることができます。

## 人体の生命活動を維持するために必要な物質「気」「血」「水」

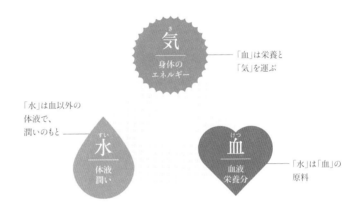

気
身体の
エネルギー

「血」は栄養と
「気」を運ぶ

「水」は血以外の
体液で、
潤いのもと

水
体液
潤い

血
血液
栄養分

「水」は「血」の
原料

## 西洋医学の臓器とは異なり、人体の働きや機能を五つに分類した「五臓」

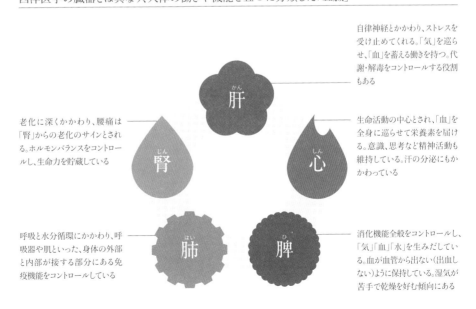

自律神経とかかわり、ストレスを受け止めてくれる。「気」を巡らせ、「血」を蓄える働きを持つ。代謝・解毒をコントロールする役割もある

肝

老化に深くかかわり、腰痛は「腎」からの老化のサインとされる。ホルモンバランスをコントロールし、生命力を貯蔵している

腎

生命活動の中心とされ、「血」を全身に巡らせて栄養素を届ける。意識、思考など精神活動も維持している。汗の分泌にもかかわっている

心

呼吸と水分循環にかかわり、呼吸器や肌といった、身体の外部と内部が接する部分にある免疫機能をコントロールしている

肺

消化機能全般をコントロールし、「気」「血」「水」を生みだしている。血が血管から出ない（出血しない）ように保持している。湿気が苦手で乾燥を好む傾向にある

脾

本書では、簡単・手軽に麹を使った発酵調味料や発酵食品を楽しんでいただくため、手に入れやすく、簡単に使用できる材料を使用しています。ここではその一例をご紹介します。

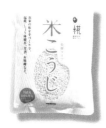

### 乾燥米麹

本書ではマルコメ「プラス糀乾燥米こうじ」(300g)を使用。スーパーマーケットで購入でき、ほぐれているため使いやすい。生の米麹を使用する場合はあらかじめほぐしてから同様に使用することができる。

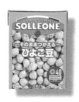

### ひよこ豆水煮

ひよこ豆（ガルバンゾともいう）を水煮にしたもの。パウチ、缶、紙パックなどがあり、写真は紙パックのタイプ。乾燥ひよこ豆でつくる場合は、鍋に一晩程度浸水させたひよこ豆、豆の3倍量の水を入れて中火にかけ、煮立ったらアクを取る。弱火で1～2時間ゆでる。途中、水が少なくなったら差し水をする。指で軽くつぶせたら火を止め、粗熱をとる。

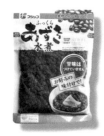

### あずき水煮

あずきを甘味を付けず水煮にしたもの。乾燥あずきでつくる場合は、鍋にさっと洗ったあずき、豆の4倍量の水を入れて中火にかけ、煮立ったらざるにあげる。鍋にあずきを戻し、豆の4倍量の水を加える。中火にかけて煮立ったら弱火にし、蓋をずらしてかけ40～50分間ゆでる。途中、水が少なくなったら差し水をする。指で軽くつぶせたら火を止める。ボウルに移してラップをかけて粗熱をとる。

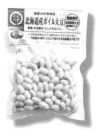

### 大豆水煮

国産の水煮を使用。写真のものは塩分が入っているが、食塩無添加のものでもよい。乾燥大豆でつくる場合は、鍋に一晩浸水させた大豆、大豆の5倍量の水を入れて中火にかけ、煮立ったらアクを取る。弱火で2～3時間ゆでる。途中、水が少なくなったら差し水をする。指で軽くつぶせたら火を止め、粗熱をとる。

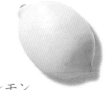

### レモン

本書のレモン塩麹(P28)では皮ごと使用するため、国産またはノーワックス、防カビ剤不使用のものを使用。ワックスが付いている場合は、レモンを水で濡らして表面を塩でこすり、洗い流す。

## 保存びん

本書ではガラスびんを使用して発酵調味料を作る方法をご紹介しています。ガラスは発酵食品が持つ酸や塩分に強く、また発酵の様子を確認しやすい特長があります。蓋はプラスチック、スチール、ガラスなど様々な素材がありますが、スチールは酸で錆びやすいため、使用する場合はラップを間にはさむなどする必要があります。

## 簡単な消毒方法

発酵食品は菌（微生物）の働きによって有機物が分解されることで出来上がります。ただし、発酵食品を発酵させるための温度は、カビの発生や腐敗を進行させるためにも働きます。保存容器をしっかり消毒することで雑菌の繁殖を防ぎ、美味しく、安全な発酵食品づくりを目指しましょう。

### 塩麹・レモン塩麹・たまねぎ塩麹など

容量350mL程度のびんを使用。口が広いもののほうが中身を混ぜやすく、またハンドミキサーなどを直接入れて材料を細かくする場合にも便利。

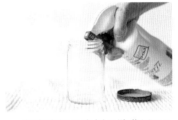

**1** 保存容器の内側に除菌用アルコールを吹きかける。

### おてがるみそ

容量500mL程度のびんを使用。口が広いもののほうが中身を混ぜやすく、またハンドミキサーなどを直接入れて材料を細かくする場合にも便利。

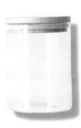

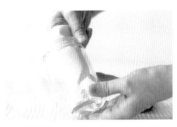

**2** 清潔なペーパータオルなどでアルコールを拭き取る。

### ドレッシング、タレなど

容量50〜100mL程度の小さめのびんを使用。材料を入れて、蓋をしっかりしめて振れば簡単に混ぜたり乳化させることができる。

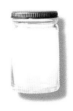

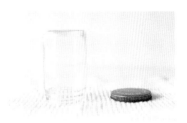

**3** ペーパータオルやふきんの上に伏せ、アルコールや水分を完全に蒸発させる。

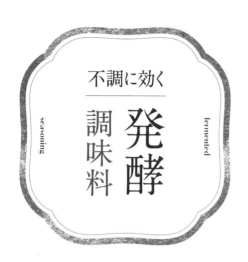

# 不調に効く

seasoning

fermented

## 発酵調味料

麹に様々な材料を組み合わせて発酵させた発酵調味料には、身体の調子を整える多くの効能があります。年齢とともに増える、これという症状はないもののなんとなく感じる不調を、発酵調味料で解消しましょう。手作り調味料というと難しそうなイメージがあるかもしれませんが、材料と保存容器があれば、いつでも、誰でもチャレンジできるレシピばかりです。

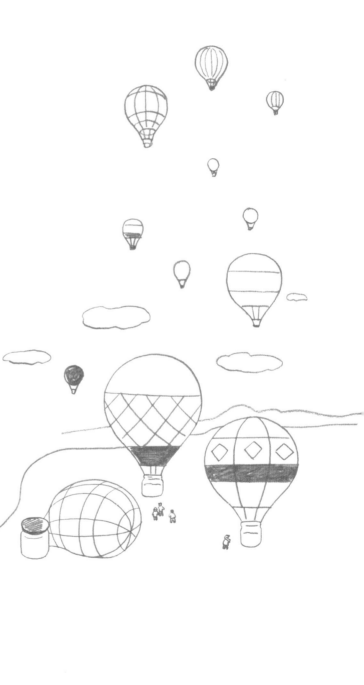

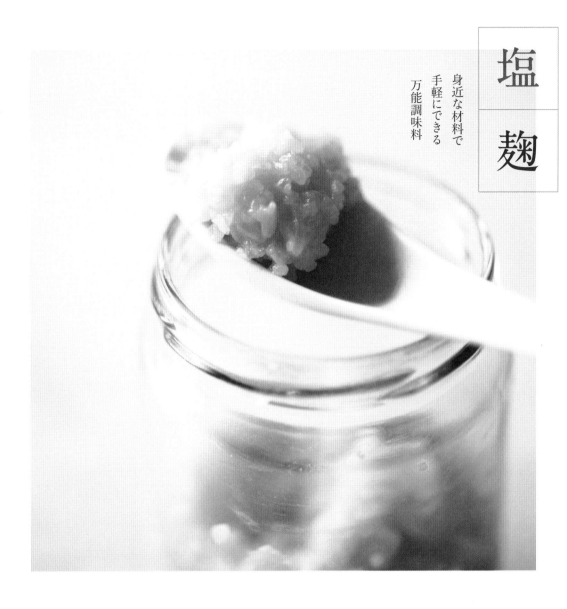

# 塩麹

身近な材料で
手軽にできる
万能調味料

**効能**

消化・吸収をサポートし、旨味をプラス

麹に含まれる消化酵素のアミラーゼは、でんぷんをブドウ糖に、プロテアーゼはたんぱく質をアミノ酸に分解します。酵素の働きで肉や魚などを柔らく仕上げて、体内での消化・吸収をサポートしてくれます。さらに食材の旨味も増し、少ない材料や調味料で味が決まり、料理をおいしくしてくれます。

ストレスを和らげ心を穏やかに

米麹は、胃腸の消化機能を高め、胃もたれ、消化不良、下痢の改善に効果があります。「気」を巡らせる効能があり、ストレスで悪化しやすいおなかの張ったような痛みのある生理痛を和らげます。ささいなことが気になって心配してしまうなど、精神的ストレスを感じやすいときに心を穏やかに安定させる効果が期待できます。

## ❥炊飯器で発酵させる場合

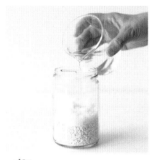 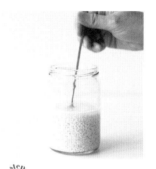 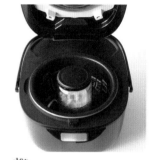

step
1 ─────────▶ step
2 ─────────▶ step
3

清潔なびんに材料すべてを
入れる。

1をスプーンで軽く混ぜ、蓋を
軽くしめておく。

炊飯器の内がまに水、熱湯
各2カップ（分量外）を入れ、
2を入れる。

## ❥室温で発酵させる場合

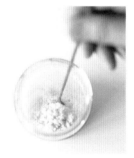 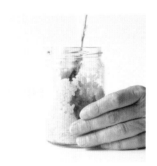 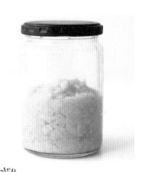

step
1 ─────────▶ step
2 ─────────▶ step
3

清潔なびんに材料すべてを
入れ、スプーンで軽く混ぜ、蓋
を軽くしめておく。

毎日1回、スプーンで底から
しっかり混ぜる。

1週間ほど（夏：5日程度、冬：
2週間程度）で発酵した甘い
麹のかおりがし、米麹が柔ら
かくなっていたら完成。常温
で1年保存可能（使用する際
は清潔なスプーンを使う）。

**材料（作りやすい分量）**

┌　● 乾燥米麹（生米麹でも可）

│　　…100g

│　● 塩…30g

└　● 水…100mL

　　＊びんは容量350mL程度

　　のものを使用

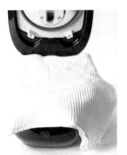

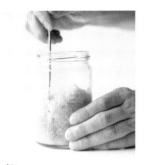

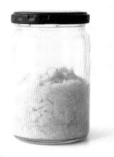

**step 4**

炊飯器の蓋を開けたまま、乾いたふきんをかけて6時間保温する。

**step 5**

途中、2時間経過したところで取り出してスプーンで底からしっかり混ぜる。再度蓋を軽くしめて炊飯器に戻す。

**step 6**

完成後、常温で1年保存可能（使用する際は清潔なスプーンを使う）。

調

味

料

塩
麹

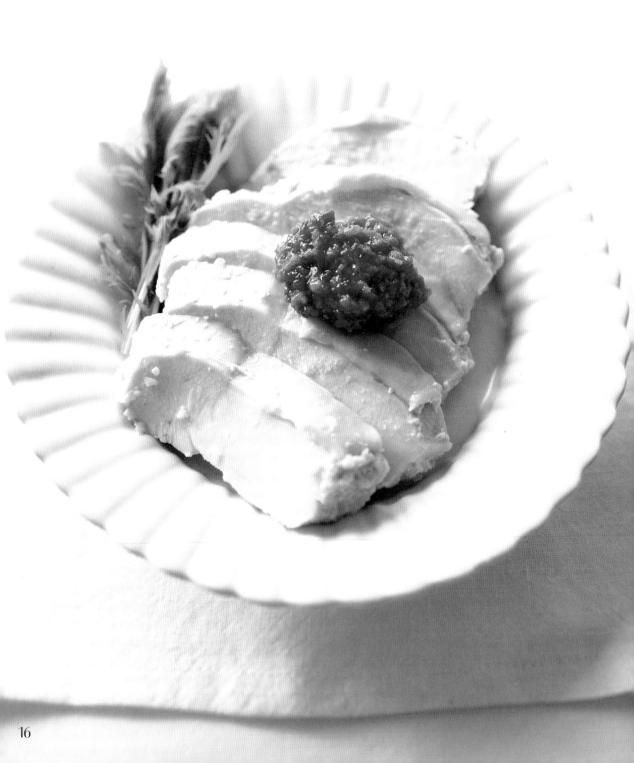

# しっとり塩麹チキン

**材料 (2人分)**

- 鶏むね肉…300g
- **塩麹**(P14)…大さじ1と1/2
- 酒、水…各大さじ2
- 水菜(ざく切りにする)…適宜
- ＊ 梅塩麹…適量

＊ 梅塩麹…
梅干し1個を包丁で細かく刻み、**塩麹**
(P14)、**甘酒**(P109)各小さじ1と混ぜる。

胃腸の負担になりにくくおなかを温める鶏肉。エネルギーである「気」と、発育、生殖、老化にかかわる「生命活動を維持する基礎物質(精)」をチャージしてくれるため、体力が落ちているときや産後の回復、加齢による不調が気になるときに有効です。

**作り方**

1 フライパンに鶏むね肉を入れ、塩麹を全体になじませる。蓋をして室温で1時間おく。

2 1に酒、水を加えて中火にかける。

3 2が沸騰してきたら裏返して弱火にし、蓋をして5分間蒸し煮にする。火を止め、15分おいて余熱で火を通す。

4 3を食べやすい大きさに切って器に盛り付け、水菜と梅塩麹を添える。

調
味
料

塩
麹

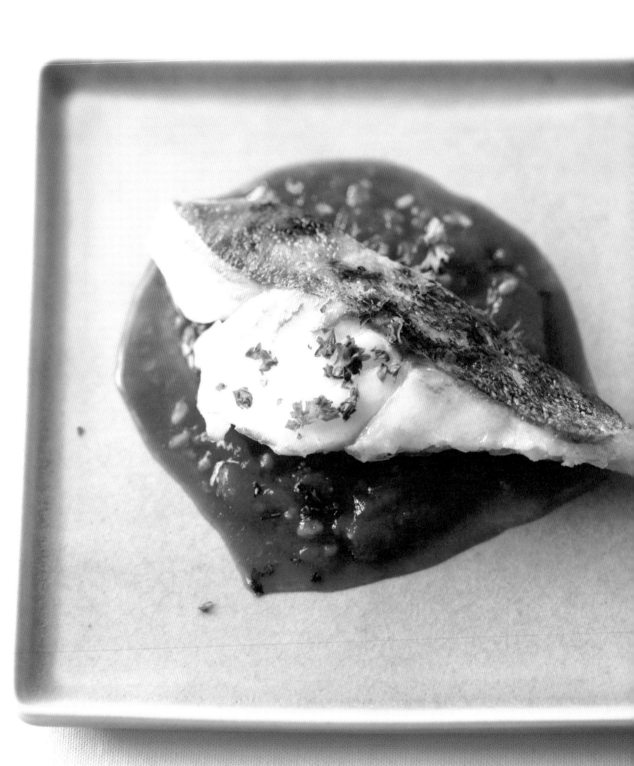

# たらのソテー トマトソース

**材料（2人分）**

- 生たら…2切れ
- 塩…2つまみ
- 植物油…大さじ1
- ＊トマトソース…全量
- パセリのみじん切り、こしょう…
  各少々

＊トマトソース…

**塩麹**（P14）、オリーブ油各大さじ1/2、トマトの水煮（カットタイプ）1/2パック（195g）をボウルに入れ、混ぜ合わせる。

「血」を増やす効能があるたらは、貧血、生理痛、肌荒れ、肌のくすみ、ダメージヘアを改善し、婦人科系、美容系どちらのトラブルにも役立ちます。「気」をチャージしてくれるため、疲労回復効果もあります。

**作り方**

1 生たらの両面に塩をふり室温に10分おく。水分をペーパータオルでふく。

2 耐熱ボウルにトマトソース、こしょうを入れ、ラップをして電子レンジで2分温め、器にしく。

3 フライパンに植物油を入れて中火にかける。1を入れ、火が通るまで両面合わせて6〜7分焼く。器に盛り付け、パセリのみじん切りをふる。

# トマトソース和えそば

**材料（2人分）**
- そば…160g
- **トマトソース(P18)**…全量
- 小ねぎ（小口切りにする）…2本
- こしょう…少々

そばは、「気」の巡りが悪いことでおこるしゃっくり、おなかにガスがたまり苦しい、胃もたれや消化不良がある、軟便などの不調を改善します。おりもののトラブルにも効果があります。冷えが気になるときは、温かいそばにしてみては。

**作り方**

1 鍋に湯をわかし、そばを袋の表示通りにゆでる。冷水にとり、ざるにあげて水気をきる。

2 ボウルにトマトソースを入れ、そばを加えて和える。

3 器に盛り付け、小ねぎをのせてこしょうをふる。

# さば缶とねぎ塩麹の混ぜごはん

**材料（2人分）**
- さば水煮（缶詰、汁をきる。汁はみそ汁などに利用できる）…1缶
- 青しそ（せん切りにする）…3枚
- 温かいごはん…1合分(330g)
- 白いりごま…適宜
- ＊ねぎ塩麹ダレ…大さじ3

＊ねぎ塩麹ダレ…
粗いみじん切りにした長ねぎ1/2本を耐熱容器に入れてラップをかけ、電子レンジで50秒加熱する。**塩麹(P14)**大さじ2、ごま油大さじ1を加えて混ぜる。

身体を温め、造血、血流改善効果があるさば。生理がはじまる少し前から食べて、「血」を補充してください。生理痛のある方は症状がやわらぎます。血流がよくなるため、肩こり、肌のくすみ、シミの改善にも効果があります。

**作り方**

1 ボウルにすべての材料を入れて混ぜ合わせる。

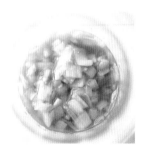

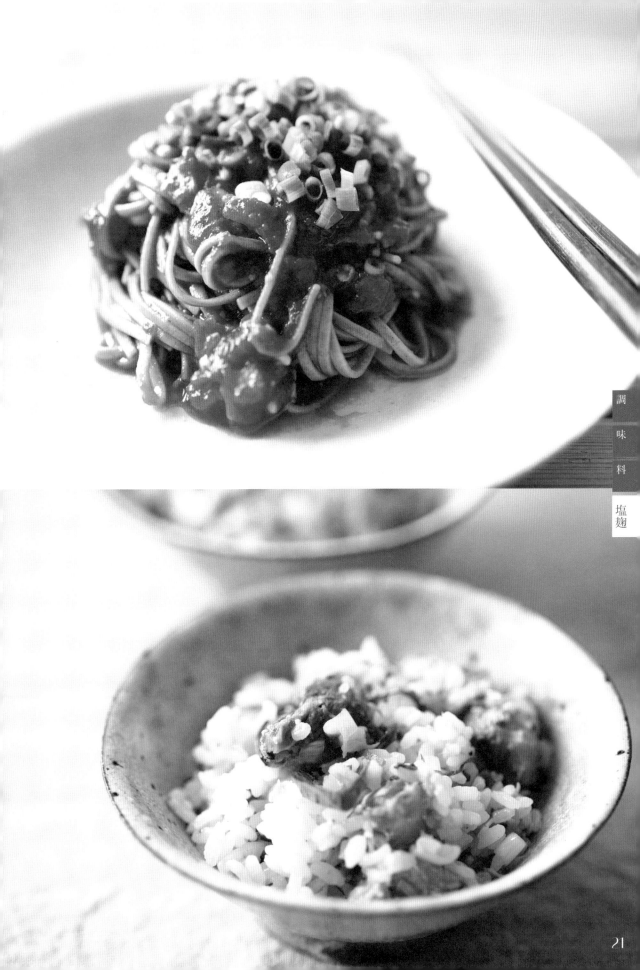

# 塩麹豆腐の白和え

**材料（2人分）**

- 豆苗…1パック
- ツナ水煮（缶詰、汁をきる）…1缶
- **＊ 塩麹豆腐**…全量
- 白すりごま、ごま油…各大さじ1

＊ 塩麹豆腐…
保存容器にペーパータオルをしいて**塩麹**（P14）小さじ1を広げる。その上に木綿豆腐1/2丁（175g）をおき、さらに豆腐の表面、側面に**塩麹**小さじ2をぬってペーパータオルで包む。蓋をして、冷蔵庫で1〜5日ほどおく。

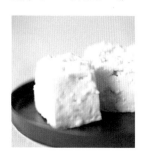

むくみが気になるときは、水分を全身に送る役割を持つ消化機能が弱っているかもしれません。豆苗は消化機能をサポートし、余分な水分を排出する作用で、身体が重い、指が曲げにくいなどの不調を改善します。

**作り方**

1 豆苗は根を切り、さっとゆでて水にさらす。3等分に切って水気をしぼる。

2 ボウルに塩麹豆腐、白すりごま、ごま油を入れてゴムベラなどで塩麹豆腐を潰しながら混ぜる。

3 2に1、ツナを加えて和える。

# 塩麹豆腐とひき肉のレンジ蒸し

**材料（2人分）**

- **＊ 塩麹豆腐**…全量
- 鶏ひき肉…100g
- 長ねぎ（みじん切りにする）…3cm
- 枝豆…1/4カップ（正味）
- しょうが（すりおろす）…適量

胃腸の働きを整え、湿気を排出して食欲不振、むくみ、身体の重だるさを改善する枝豆。心の栄養でもある「血」とエネルギーの「気」の両方を補い、疲労回復効果で元気にしてくれます。

**作り方**

1 塩麹豆腐を耐熱容器に入れてゴムベラなどでつぶし、鶏ひき肉、長ねぎ、枝豆を加えて混ぜる。

2 1を平らに成形し、ラップをかけて電子レンジで5分加熱する。

3 2にしょうがをのせる。

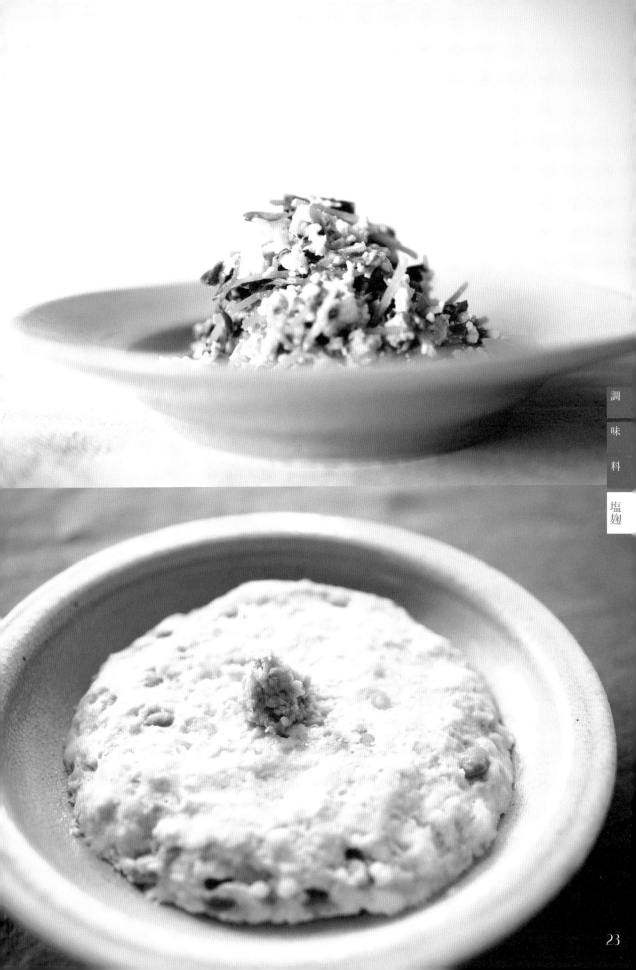

# 塩麹ナムル

**材料（2人分）**

- ほうれんそう…1束
- もやし（気になるようならひげ根を取る）…1袋
- にんじん（せん切りにする）…1本

A | 塩麹（P14）、白すりごま…各大さじ2
ごま油…大さじ1
にんにく（すりおろす）…小さじ1

ほうれんそうは「血」を補って身体を潤す効能があり、「血」の不足からおこる落ち着かない気持ちや不安感、足のほてりや寝汗などの煩わしい熱感、顔色が悪い、ころころ便、足がつるなどの不調に効果があります。

**作り方**

1 器にAを入れて混ぜ合わせ、3つのボウルに分けておく。

2 鍋に湯を沸かし、にんじんを20秒ほどゆでザルに上げる。1のボウルの1つに入れて混ぜ合わせる。

3 2の鍋の湯を再度沸騰させ、もやしを入れて30秒ほどゆでザルに上げる。粗熱が取れたら軽くしぼって1のボウルの1つに入れて混ぜ合わせる。

4 3の鍋の湯を再度沸騰させ、ほうれんそうを入れて15秒ほどゆで水にさらす。粗熱が取れたら4cmの長さに切ってしっかりしぼって1のボウルの1つに入れて混ぜ合わせる。

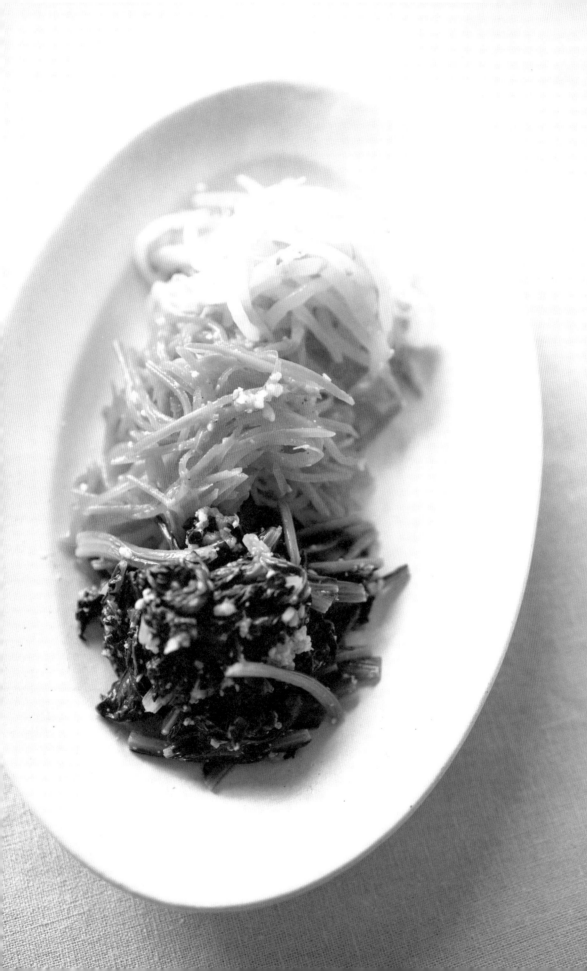

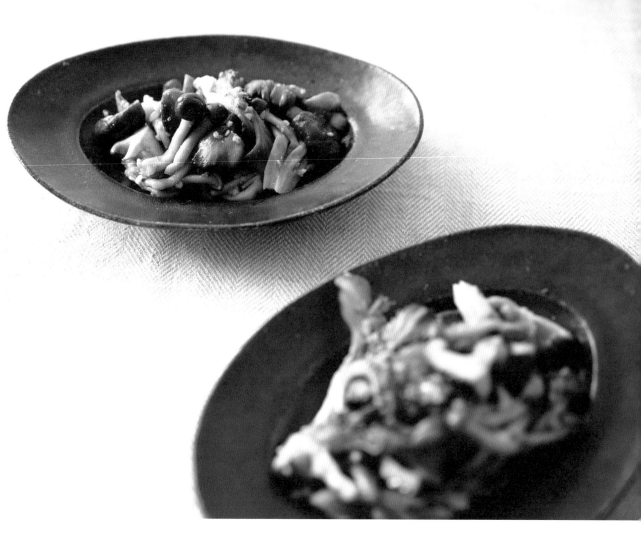

# きのこのごま和え

**材料（2人分）**

- しめじ（石づきを切り落としほぐす）…
  1パック
- まいたけ（ほぐす）…1パック
- しいたけ（石づきを切り落とし4等分
  に切る）…4枚

A | 塩麹（P14）…大さじ2
  | にんにく（すりおろす）…小さじ1/2
  | ごま油、白すりごま…各小さじ2

しめじは「腎」に働きかけ、「血」を補う効能で、髪のパサつき、抜け毛や白髪、肌荒れ、便秘などを改善します。「血」の不足は、「血」と一緒に流れている「気」の不足にもつながります。しっかり「血」を増やしましょう。

**作り方**

1 しめじ、まいたけ、しいたけは合わせて耐熱ボウルに入れ、ラップをふんわりかけて電子レンジで4分加熱する。

2 1にAを加えて混ぜ合わせ、粗熱が取れるまでおく。

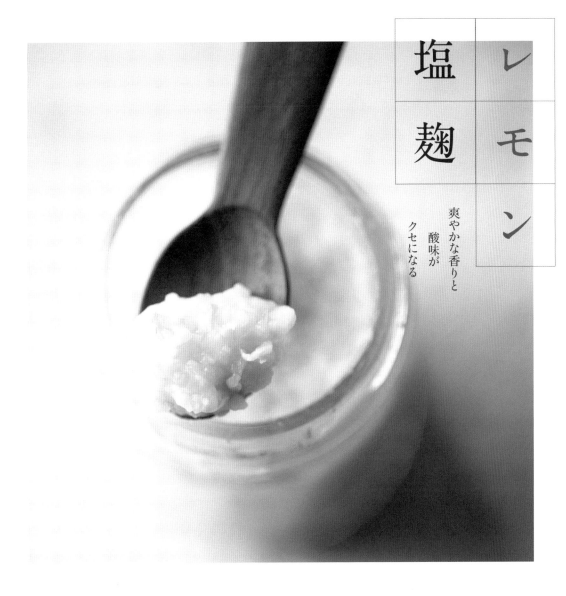

# レモン塩麹

## 爽やかな香りと酸味がクセになる

### 効能

#### イキイキとした肌をつくる

麹には美容にもよいといわれるビタミンB群がたくさん含まれています。なかでもビタミンB2とB6は、たんぱく質の代謝に関わり、肌や粘膜の健康を維持する作用があります。新陳代謝を高め、肌のターンオーバーを正常にする働きがあるので、乾燥や肌荒れなどでダメージを受けた肌の回復を促してくれます。

#### リラックス効果で「気」を巡らせる

「気」の巡りが悪くなり、「気」が滞ると、イライラしたり、気持ちが不安定になったり、小さなことでくよくよ考えたり、生理周期が安定しないなどの不調がおこります。レモンの心地よい香りは、気持ちをリラックスさせ、「気」の巡りをよくしてこれらの不調を改善してくれる効果があります。

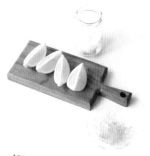

### step 1

レモンは皮の黄色い部分をすりおろす。実は縦4等分に切って種を取る。

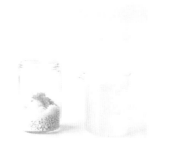
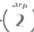

### step 2

清潔なびんに乾燥米麹、塩、1のすりおろしたレモンの皮を入れる。レモンの実は果汁を搾り、水と合わせて1カップに計量しておく。

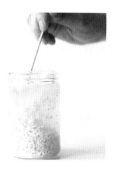

### step 3

2のびんに水と合わせたレモン果汁を加えてスプーンで軽く混ぜ、蓋を軽くしめておく。

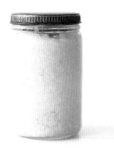

### step 4

完成後、冷蔵庫で3ヵ月保存可能(使用する際は清潔なスプーンを使う)。

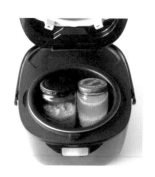

*炊飯器にびんが2つ同時に入るようであれば、塩麹とレモン塩麹など、お好みの発酵調味料を同時に発酵させることができる

**材料（作りやすい分量）**

- 乾燥米麹（生米麹でも可）
  …50g
- レモン…1個
- 塩…20g
- 水…適量
  *びんは容量350mL程度の
  ものを使用

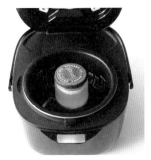

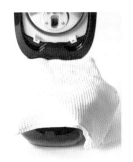

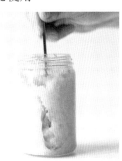

step **4**

炊飯器の内がまに水、熱湯
各2カップ（分量外）を入れ、
3を入れる。

step **5**

炊飯器の蓋を開けたまま、乾
いたふきんをかけて6〜8時
間保温する。

step **6**

途中、2時間経過したところで
取り出してスプーンで底から
しっかり混ぜる。再度蓋を軽
くしめて炊飯器に戻す。

調
味
料

レ
モ
ン
塩
麹

---

arrange　クイックレモン塩麹

**材料（作りやすい分量）**

- レモン…1個
- **塩麹**（P14）…1/2量

**作り方**

❶レモンの皮の黄色い部分
をすりおろす。実は半分に
切って果汁を搾る。❷①を清
潔なびんに入れ、塩麹を加え
て混ぜる。❸完成後、冷蔵庫
で3ヵ月保存可能（使用する
際は清潔なスプーンを使う）。

# 鶏とパプリカの軽い煮込み

**材料 (2人分)**

- 鶏もも肉(唐揚げ用)…300g
- 塩…ひとつまみ
- 赤・黄パプリカ(1cm幅に切る)…
  各1個
- たまねぎ(1cm幅のくし切りにする)
  …1/2個
- 植物油…大さじ1

A
**レモン塩麹**(P28)…大さじ2
水…1/2カップ
こしょう…少々
ローリエ…1枚

パプリカは血流をよくし、汚れた血をきれいにする効能で
シミやくすみ肌を改善し、美白効果が期待できます。スト
レスで「気」が滞り、憂鬱な気分のときには、「気」を巡らせ
て気持ちを安定させ、胃腸の調子も整えます。

**作り方**

1 フライパンに植物油を入れて中火にかける。鶏もも肉
  の皮を下にして並べて塩を振り、3分ほど焼いて裏返
  す。

2 1に赤・黄パプリカ、たまねぎを加えて炒める。

3 2にAを加えて弱火にし、蓋をして10分煮る。皿に盛り
  付け、あればパセリをふる。

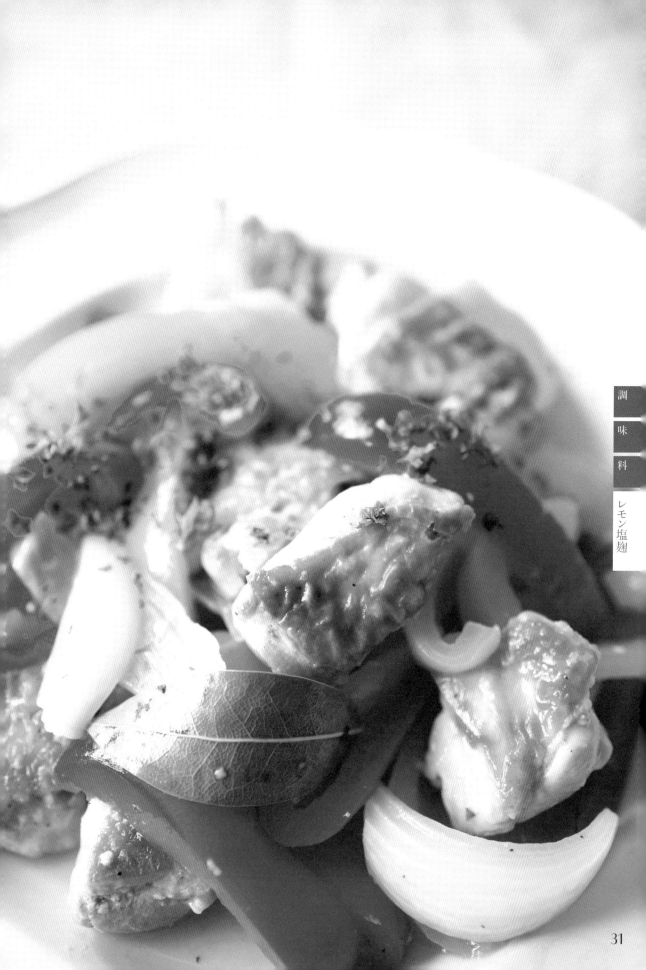

# たいのお寿司

**材料（2人分）**

- たいの刺し身…2人分
- 塩…ひとつまみ
- * すし酢…全量
- 温かいごはん…1合分（約330g）
- 白いりごま…小さじ2
- 青しそ（食べやすいサイズにちぎる）
  …3枚
- レモン（いちょう切りにする）
  …薄切り2枚

＊すし酢…
**レモン塩麹**（P28）、酢、**甘酒**（P109）各
大さじ2を混ぜ合わせる。

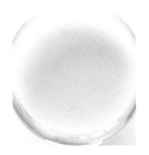

たいは身体の余分な水分である「湿気」を排出することで
五臓の「脾」（＝胃腸）の機能を整え、疲れ、たるみ、むくみ
を改善します。「腎」にエネルギーを満たして、ホルモンバ
ランスも整えます。

**作り方**

1 たいに塩をふっておく。

2 ボウルに温かいごはんを入れ、すし酢、白いりごま小さ
じ1を加えて切るように混ぜる。

3 2を器に盛り付け、1、白いりごま小さじ1、青しそ、レモン
をのせる。

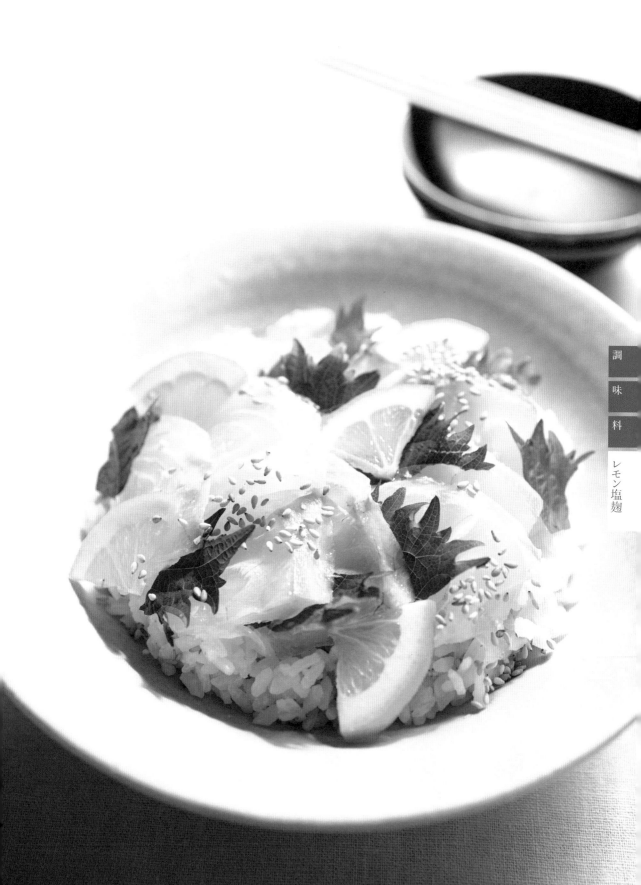

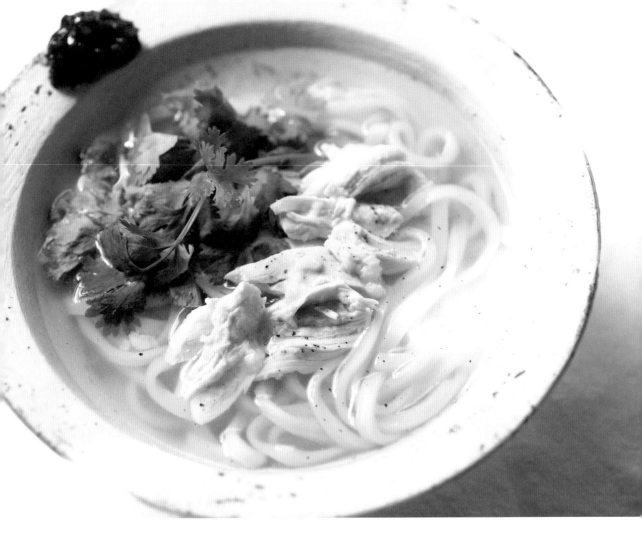

# フォー風うどん

### 材料（2人分）

- 冷凍うどん（細めんまたは稲庭うどん）…2玉
- **レモン塩麹**（P28）…大さじ1と小さじ1
- ささみ…3本（200g）
- 水…3カップ
- ナンプラー…小さじ2
- こしょう、パクチー、豆板醤…各適宜

パクチーには老廃物を排出して新陳代謝を促す作用があり、便秘、肌荒れ、むくみの改善に効果があります。身体を温めて胃腸の調子を整え、おなかの張りを解消したり、風邪の初期症状にも効果があります。

### 作り方

1 小鍋に水、ささみ、レモン塩麹大さじ1を入れて中火にかける。沸騰したら蓋をして火を止め、10分ほど置く。

2 1のささみを取り出し、食べやすい大きさに手で裂いてレモン塩麹小さじ1をからめる。

3 1の鍋に冷凍うどんを入れて中火にかける。うどんがほぐれたらナンプラーを加えて混ぜ合わせる。

4 3を器に盛り付けて2をのせ、お好みでこしょうをふり、パクチー、豆板醤を添える。

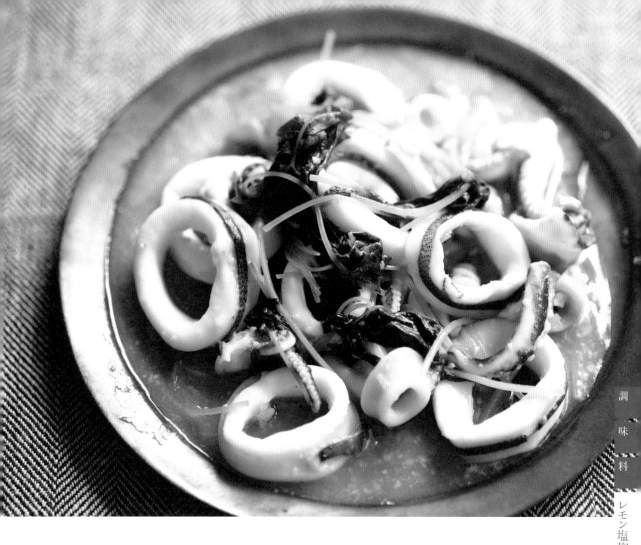

# いかと三つ葉のレモン塩麹蒸し

**材料（2人分）**

- いか…1ぱい（170g）
- 三つ葉（ざく切りにする）…1束
  **レモン塩麹（P28）…大さじ1**
- A｜植物油…小さじ2
  ｜水…大さじ2

いかは「血」を補う効能があり、「血」の不足でおこるめまいや不眠、疲れ目、髪のぱさつきや肌の乾燥に効果があります。またホルモンバランスに関連する「腎」の働きを高め、更年期症状の改善やスローエイジングに効果的です。

**作り方**

1 いかはワタごと足を引き抜いて、ワタは切り落とす。胴は1cm幅の輪切り、足は2〜3本ずつに切り分け、食べやすい長さに切る。

2 フライパンに1、A、三つ葉を入れて蓋をして中火にかける。3分加熱し、混ぜ合わせる。

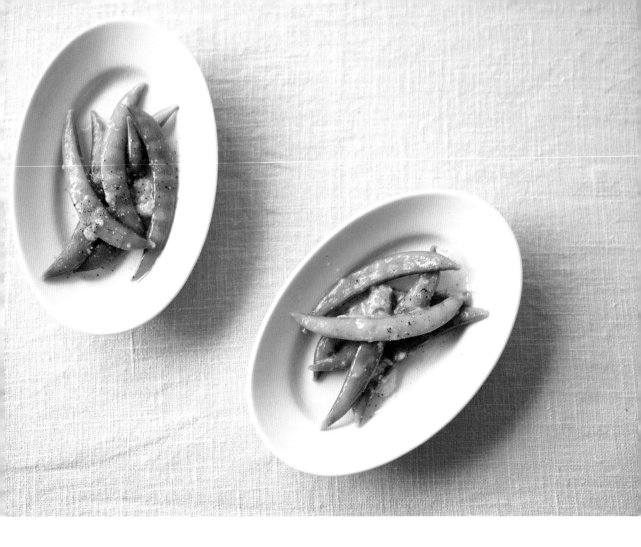

# スナップエンドウのレモン塩麹グラッセ

**材料（2人分）**

- スナップエンドウ（筋を取る）…12個
- **レモン塩麹**（P28）…小さじ1
  - A バター…小さじ1（4g）
  - 水…大さじ2
  - こしょう…少々

スナップエンドウは「気」を補い、消化機能を整え、食欲不振、吐き気、下痢に効果があります。身体の余分な水分をとり、むくみにも。解毒の働きもあり、吹き出もの、湿疹を改善します。ビタミンCが豊富で、シミやソバカスを予防します。

**作り方**

1 小さめのフライパンにスナップエンドウ、**A**を入れ、蓋をして中火にかける。3分加熱する。

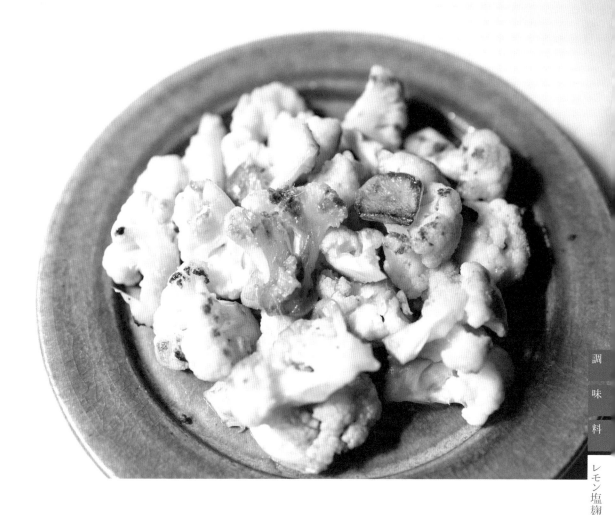

# カリフラワーのレモン塩麹アンチョビ蒸し

**材料（2人分）**

- カリフラワー（小房に分け、2〜3等分に切る）…小1個（正味350g）
- にんにく（薄切りにする）…1片
- 植物油…大さじ1
- アンチョビ（フィレタイプ）…3枚
- こしょう…少々

A **レモン塩麹**（P28）…小さじ2
水…大さじ2

「気」＝エネルギーを生み出す大切な胃腸の働きを整えるカリフラワー。記憶力の低下、耳鳴り、手足の冷えやだるさなど老化による身体の変化、慢性的な不調の緩和が期待できます。骨や筋肉を強くする効能もあります。

**作り方**

1 フライパンに植物油を入れて中火にかけ、カリフラワー、にんにくを入れてさっと炒める。

2 1に混ぜ合わせたAを加え、上にアンチョビをのせて、蓋をして3分加熱する。

3 2を混ぜ合わせてこしょうをふる。

# レモン塩麹スプレッド

**材料（2人分）**

- **レモン塩麹**(P28)…20g
- 豆乳…1/4カップ
- オリーブ油…1/2カップ
- 酢…小さじ1

「肺」を潤すオリーブ油は、鼻づまり、せき、たん、のどの痛みなどの不調を改善します。腸の動きを活発にするため便秘にも効果があります。また動脈硬化や高血圧などの生活習慣病を予防、改善する効果が期待できます。

**作り方**

1 材料すべてを清潔なびんに入れ、ハンドミキサーで撹拌するか、蓋をして乳化するまで振る。ゆで卵などに付けていただく。

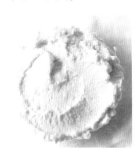

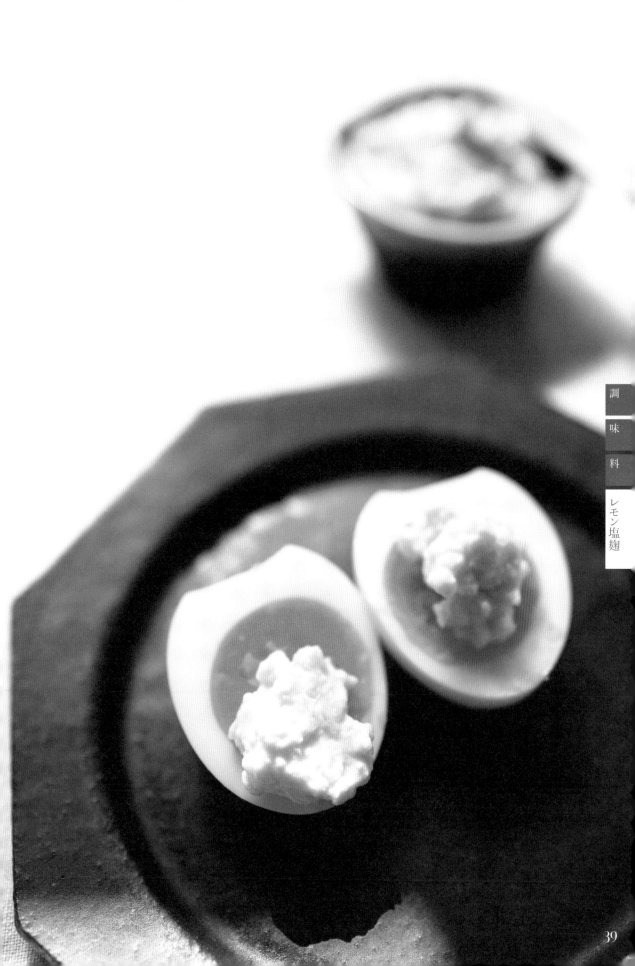

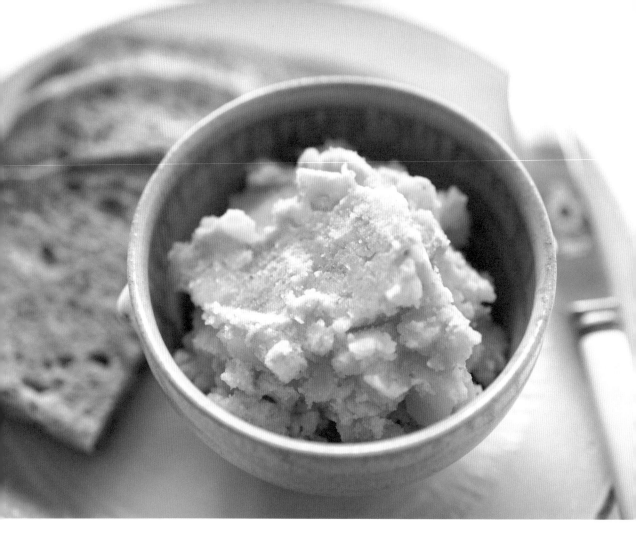

# タラモサラダ

## 材料（2人分）

- じゃがいも…2個(300g)
- からし明太子…1/2本(40g)
- パン（お好みのもの）…適宜
- **レモン塩麹**(P28)…小さじ2

A オリーブ油…大さじ1
牛乳…大さじ2

「気」を補い、胃腸の働きを高めて、疲れやすい、筋肉疲労、息切れ、むくみ、下痢、便秘などの不調を改善するじゃがいも。じゃがいものビタミンCは加熱に強く、疲労回復、肌荒れなどにも効果があります。

## 作り方

1 じゃがいもは耐熱皿に入れ、濡らしてしぼったペーパータオルとラップをかけ、竹串を刺してすっと通るまで電子レンジで5〜6分加熱する。粗熱が取れたら皮をむき、ボウルに入れてつぶす。

2 1に薄皮を取ったからし明太子、Aを加えて混ぜ合わせる。硬くて混ざりにくいようなら牛乳（分量外）を加えて調整する。お好みでパンを添える。

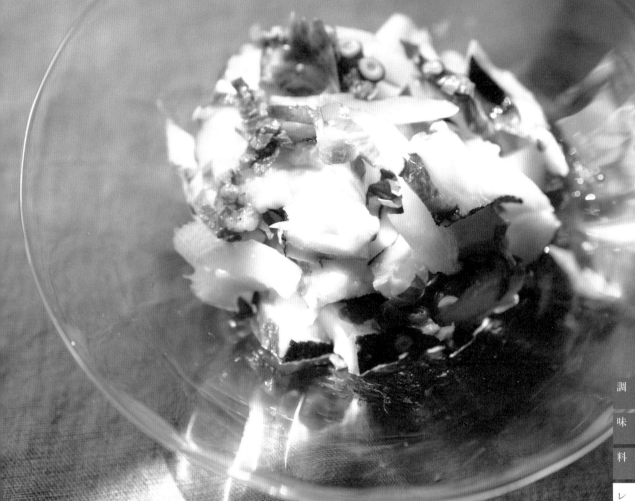

# たことセロリのマリネ

**材料（2人分）**

- ゆでたこ（削ぎ切りにする）…150g
- セロリ（軸は斜め薄切り、葉はざく切りにする）…1本

A
**レモン塩麹**（P28）…大さじ1
にんにく（すりおろす）…小さじ1/2
植物油…大さじ2
酢…小さじ2
こしょう…少々

「血」を増やし、肌の新陳代謝を活発にしてターンオーバーを促す美肌効果があるたこ。口内炎にも有効。高血圧、血栓予防にも効果があります。弱った筋肉をケアする効能で、筋肉疲労の回復、筋肉痛にも効果があります。

**作り方**

1 Aをボウルに入れて混ぜ、ゆでたこと、セロリの軸と葉を加えて和える。

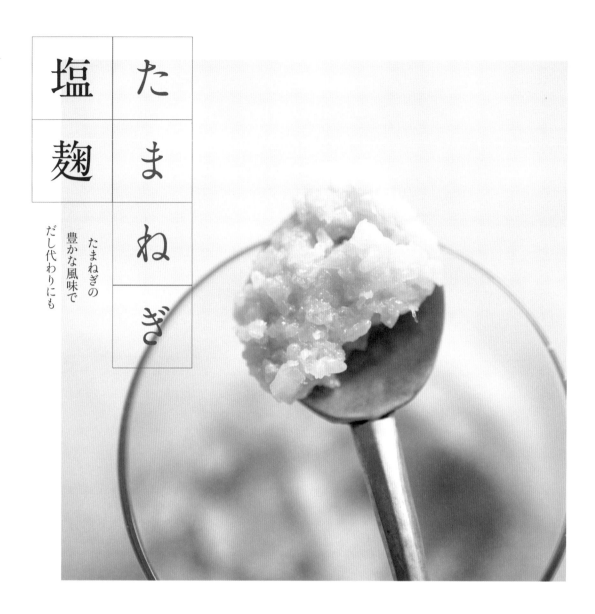

## 塩麹 たまねぎ

だし代わりにも
豊かな風味で
たまねぎの

### 免疫力アップ＆疲労感を軽減

麹に含まれるオリゴ糖は、腸内の善玉菌を増やし、腸内環境を改善して、ストレスのダメージを軽減する効果が期待できます。さらに、免疫細胞の多くが存在する腸内の環境を整えることで、免疫力も高まります。また麹は、糖質を効率的にエネルギーに変える働きのあるビタミンB1を含み、疲労感を軽減する効果もあります。

### 2つの温め効果で冷えを解消

たまねぎと麹はいずれも身体を温める効果があるため、その相乗効果で冷えによるつらい症状を改善してくれます。また、たまねぎは弱っている胃腸の働きを高め、「気」の巡りも改善するため、顔だけがほてって下半身は冷えている冷えのぼせの状態や、イライラ、肩こり、便秘、胃痛などの症状も和らげてくれる効果があります。

作り方

材料（作りやすい分量）

● たまねぎ…1/2個（100g）

A　乾燥米麹(生米麹でも可)…100g
　　塩…30g

*びんは容量350mL程度のものを使用

## 炊飯器で発酵させる場合

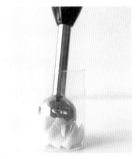

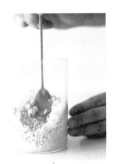

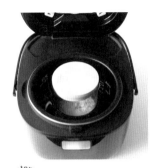

**step 1**

たまねぎは清潔なびんに入れてハンドミキサーで細かくするか、すりおろす。

**step 2**

1にAを加えてスプーンで軽く混ぜ、蓋を軽くしめておく。

**step 3**

炊飯器の内がまに水、熱湯各2カップ（分量外）を入れ、2を入れる。

## 室温で発酵させる場合

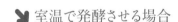

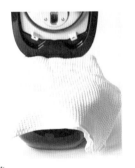

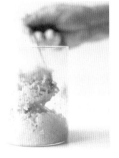

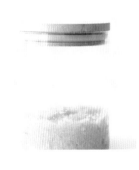

**step 4**

炊飯器の蓋を開けたまま、乾いたふきんをかけて6時間保温する。

**step 5**

途中、2時間経過したところで取り出してスプーンで底からしっかり混ぜる。再度蓋を軽くしめて炊飯器に戻す。完成後、冷蔵庫で3ヵ月保存可能（使用する際は清潔なスプーンを使う）。

**塩麹**（P14、「室温で発酵させる場合」step1〜3）と同様に室温でも作ることができる。

43

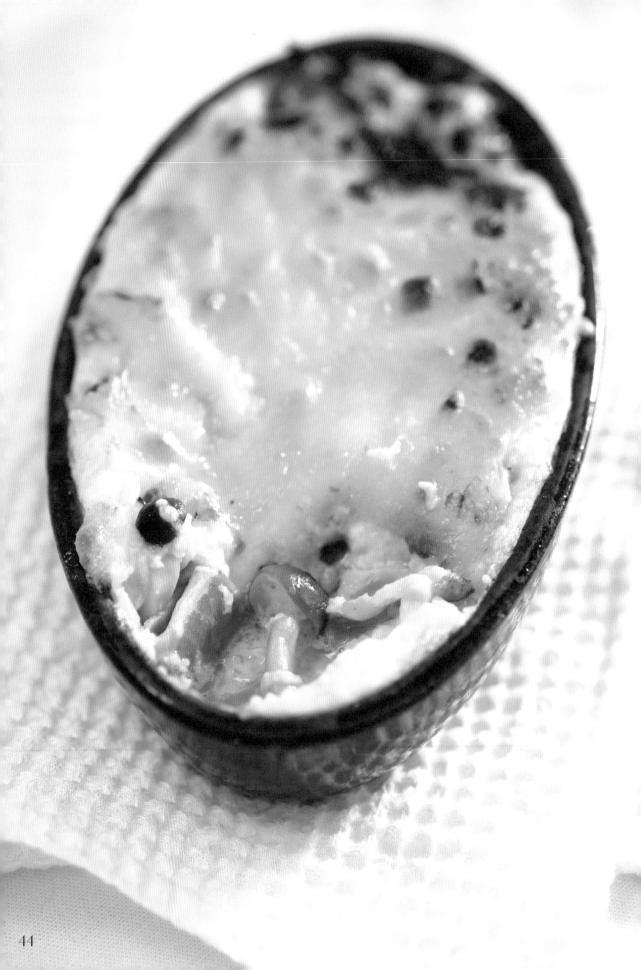

# ながいもグラタン

**材料 (2人分)**

- ながいも…200g
- しめじ(石づきを切り落としほぐす) …1パック
- ベーコン(2cm幅に切る)…2枚
- 植物油…小さじ2
- ピザ用チーズ…50g
- A | **たまねぎ塩麹**(P43)…大さじ2
  | こしょう…少々

ながいもはその栄養を効率よく吸収して「気」をつくり出す効能で免疫力を高め、疲労を回復させる効果があります。「肺」を潤して身体のなかに水分を生み出し、便秘や肌のかさつきも改善します。

**作り方**

1 ながいもは気になるようなら皮をむき、すりおろしてボウルに入れ、**A**を加えて混ぜ合わせる。

2 フライパンに植物油を入れて中火にかける。ベーコン、しめじを入れてさっと炒める。

3 耐熱皿に2を入れ、上から1をかけてピザ用チーズを散らす。オーブントースターで焼き色がつくまで10〜12分焼く。

たまねぎ塩麹

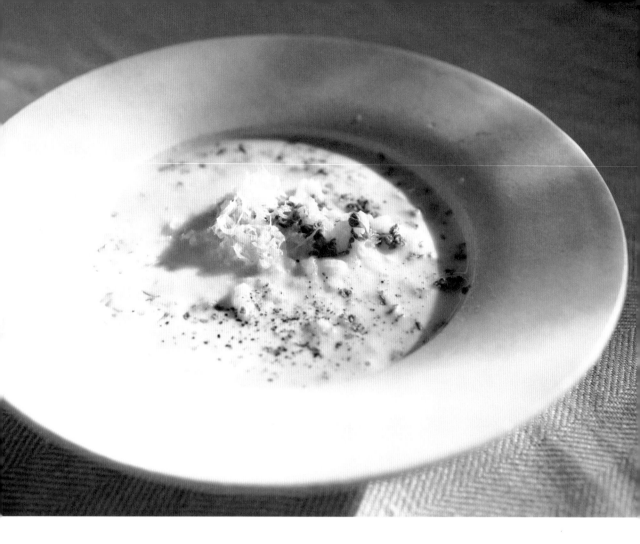

# たまねぎ塩麹リゾット

**材料（2人分）**

- ごはん…200g
- パセリ（細かく刻む）…1枝
- パルメザンチーズ（削る）…
  1/4カップ
- こしょう…少々

A
- **たまねぎ塩麹**（P43）…大さじ2
- 豆乳…1カップ
- 水…1/2カップ

パセリは、血液がドロドロになり血流が悪化している状態を解消する効能で、頭や肩のこわばりを改善して肩こりを和らげ、シミや顔のくすみも改善してくれます。身体を温め、胃もたれや食欲不振にも効果があります。

**作り方**

1 鍋にA、ごはん、パセリを入れて混ぜ、中火にかける。煮立ったら弱火にして3分煮る。

2 1を器に盛り付け、パルメザンチーズ、こしょうをふる。

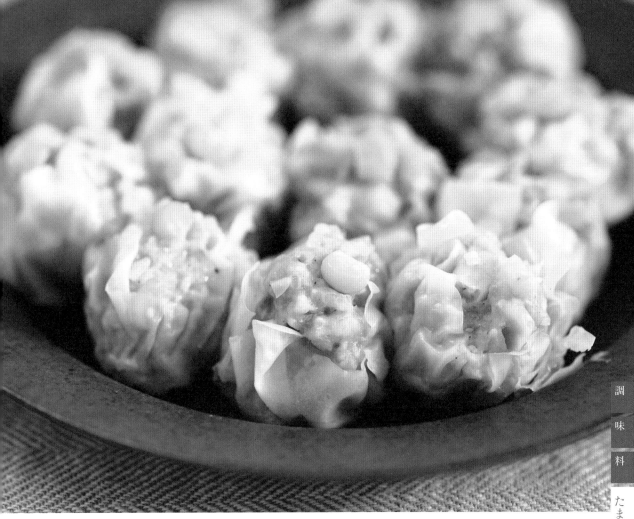

# コーンしゅうまい

**材料（2人分）**

- 鶏ももひき肉…200g
- コーン（缶詰、汁を切る）…80g
- 片栗粉…小さじ2
- しゅうまいの皮…12枚

A たまねぎ塩麹（P43）…大さじ1と1/2
　こしょう…少々

消化機能を高める効能にすぐれているとうもろこし。胃腸が弱っている、疲れがとれない、クヨクヨ悩んでしまう、やる気がおきないときなどに効果があります。また余分な水分を排出して、身体を軽くしてくれます。

**作り方**

1 ボウルに鶏ももひき肉、Aを入れてゴムベラなどで混ぜる。

2 1をボウルの片側に寄せ、空いたスペースにコーンを入れて片栗粉をまぶす。ひき肉と混ぜ合わせる。

3 2をしゅうまいの皮で包んで耐熱皿に並べる。しゅうまいの上に濡らして絞ったペーパータオルをかけ、その上からラップをふんわりかけて電子レンジで6分加熱する。

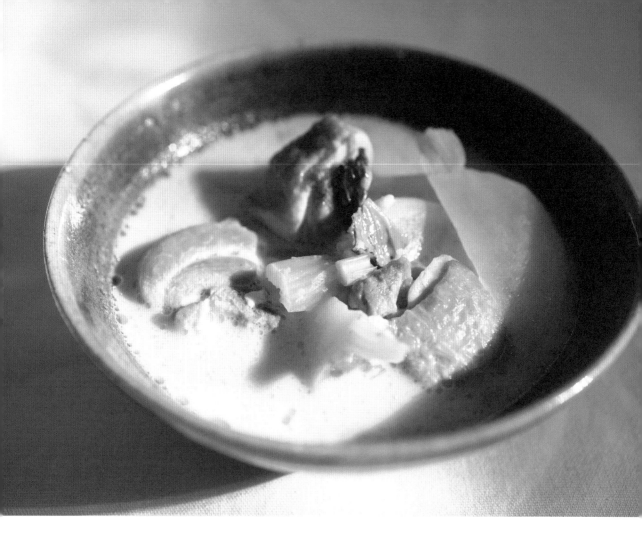

# かぶのチャウダー

### 材料（2人分）

- かぶ（実は気になるなら皮をむき6等分のくし切り、葉は細かく刻む）…1個
- 鶏もも肉（唐揚げ用。塩少々をふる）…150g
- 植物油…小さじ2

A
: たまねぎ塩麹（P43）…大さじ1と1/2
水…1カップ

B
: みそ（お好みのもの。**おてがるみそ**〈P86〉でも可）…小さじ1
牛乳（豆乳でも可）…1カップ

身体を温め、胃腸に優しく、体内の熱を取って解毒してくれるかぶ。胃もたれやおなかの張り、便秘、げっぷや吐き気など胃腸の不調を改善します。「肺」を潤すため、せき、声がれにも有効です。

### 作り方

1 フライパンに植物油、鶏もも肉を皮を下にして入れ、中火にかける。

2 1に焼き色がついたら裏返し、かぶの実、Aを加えて蓋をし、弱火でかぶが柔らかくなるまで10分煮る。

3 2にBを加えてみそを溶かし、かぶの葉を加える。

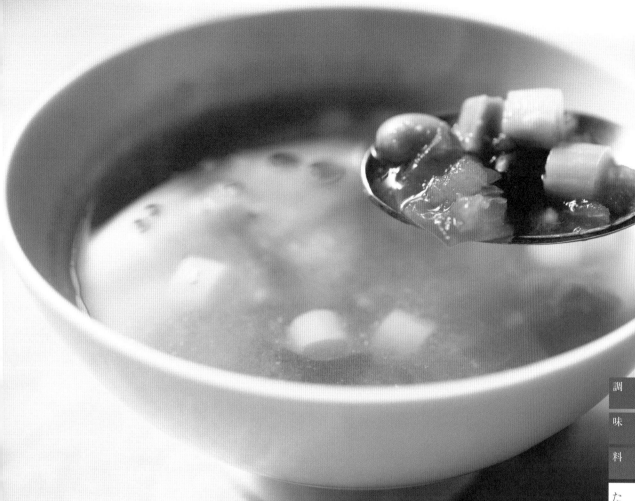

# たまねぎ塩麹ミネストローネ

**材料（2人分）**

- トマト(2cm角に切る)…1個(150g)
- ミックスビーンズ…1パック(70g)
- アスパラガス(根本の皮をむき1cm 長さに切る)…2本
- **たまねぎ塩麹**(P43)…大さじ1と1/2
- 水…2カップ
- こしょう…少々

「肺」を潤して熱や炎症を鎮め、肌のかゆみや乾燥を和らげる効能のあるアスパラガス。せきやたん、鼻水、のどの痛みなどアレルギー症状の緩和が期待できます。むくみも解消し、疲労回復効果もあります。

**作り方**

**1** 鍋にこしょう以外のすべての材料を入れて中火にかける。煮立ったら弱火にして3分煮る。こしょうをふる。

# たまねぎ塩麹カレースープ

**材料 (2人分)**

- ブロッコリー(小房に分け、
  2〜3等分に切る)…1/2個(150g)
- ソーセージ(2cm長さに切る)…3本
- 水…2と1/2カップ

A | **たまねぎ塩麹**(P43)…大さじ2
  | カレー粉…小さじ1

ブロッコリーは「五臓」全体の働きを底上げし、とくに「腎」の働きをサポートします。骨や歯を丈夫にし、関節を強くして動きを滑らかにします。胃腸を元気にし、虚弱体質の改善、便秘に効果があります。

**作り方**

1 鍋に水、ブロッコリー、ソーセージを入れて中火にかける。
  煮立ったら弱火にし、混ぜ合わせた**A**を加え5分煮る。

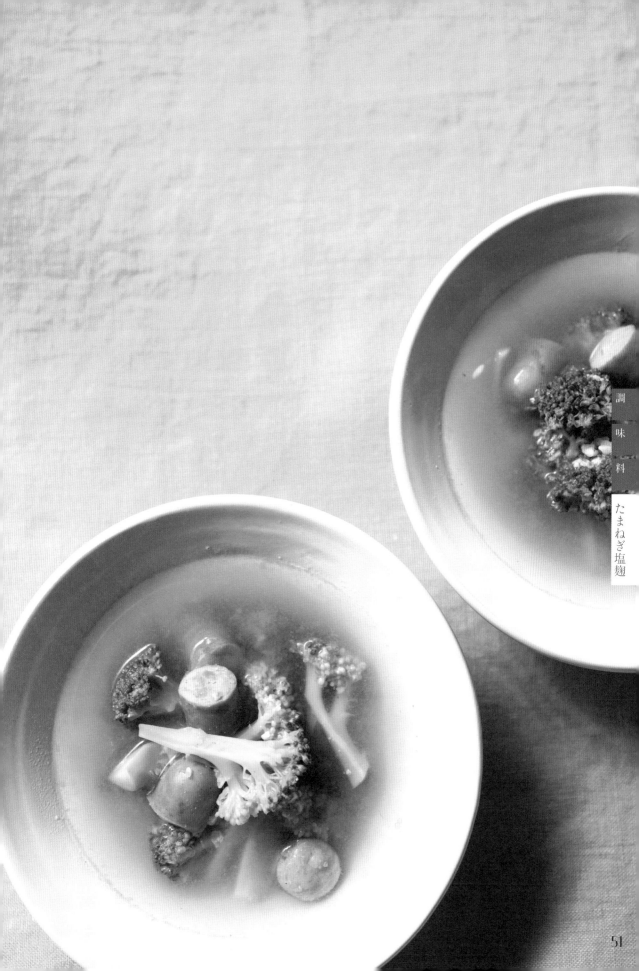

調　味　料

たまねぎ塩麹

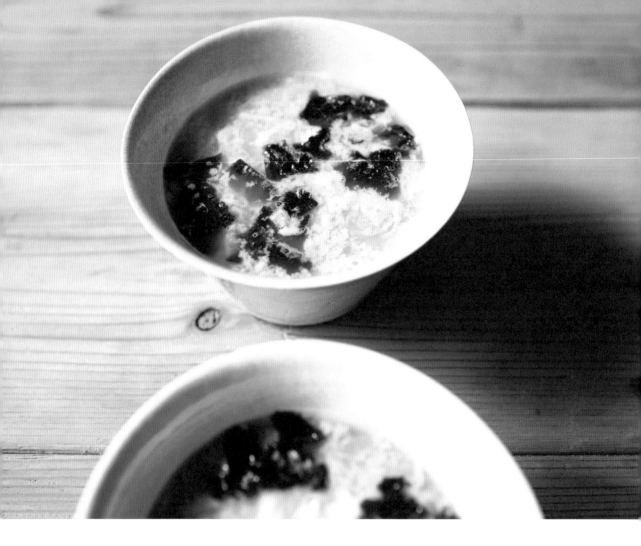

# 卵とのりのスープ

## 材料（1人分）

- 卵…1個
- 焼きのり…全型1/2枚
- **たまねぎ塩麹**(P43)…大さじ1と1/2
- A しょうゆ…小さじ1
- 水…2カップ

身体の余分な「水」は、むくみ、めまい、吐き気、雨の日の頭痛や不調などにつながります。のりは余分な水分を排泄する効能でこれらの不調を改善します。ただし、身体が冷えている、下痢をしているときは控えめに。

## 作り方

1 小鍋にAを入れて強火にかけ、沸騰したら中火にする。

2 卵を溶きほぐし**1**に回し入れる。おたまなどで大きくひと混ぜし、器に盛りつける。焼きのりをちぎってのせる。

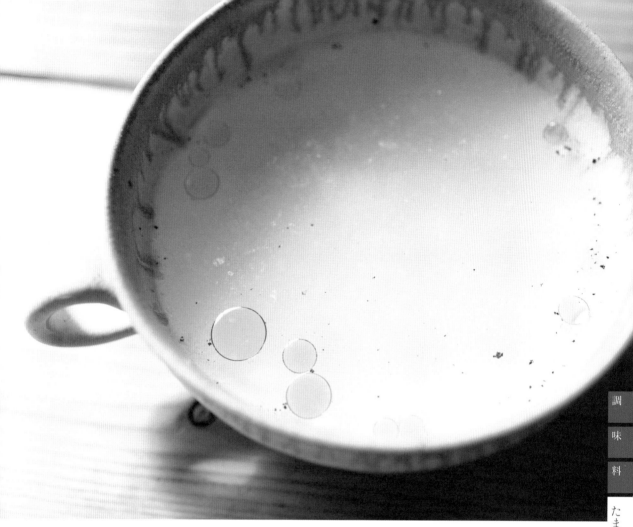

# 湯を注ぐだけスープ

**材料（1人分）**

- 熱湯…180mL
- **たまねぎ塩麹**(P43)…小さじ2
- こしょう、オリーブ油…各少々

こしょうは身体を内側から温める力が強く、冷えによる胃もたれ、腹痛、下痢に効果があります。1粒は小さいけれど鉄分の含有率は高く、基礎疾患がないにもかかわらず立ちくらみやめまいがあるときなどにおすすめします。

**作り方**

1 器にたまねぎ塩麹、熱湯を入れて混ぜる。こしょう、オリーブ油をふる。

53

# ピーマンレリッシュ

**材料（2人分）**

- ピーマン
  （粗いみじん切りにする）…2個
- ゆでえび…8尾（150g）
- じゃがいも（一口大に切る）…2個

A| たまねぎ塩麹（P43）…大さじ3
 | 酢、オリーブ油…各大さじ2

薬膳ではストレスを受けると「肝」の機能が低下して「血」や「気」を巡らせる働きが低下すると考えます。ピーマンは「肝」の働きを高めて気持ちを安定させ、憂鬱な気分をやわらげます。生理不順、生理痛も改善します。

**作り方**

1 A、ピーマンをボウルに入れて混ぜ合わせる。
2 鍋にじゃがいもとかぶるほどの水（分量外）を入れて火にかける。煮立ったら中弱火にして10分ゆで、ゆでえびを加えてさっとゆでたらザルに上げて水分を切る。
3 1に2を加えて混ぜ、粗熱をとる。

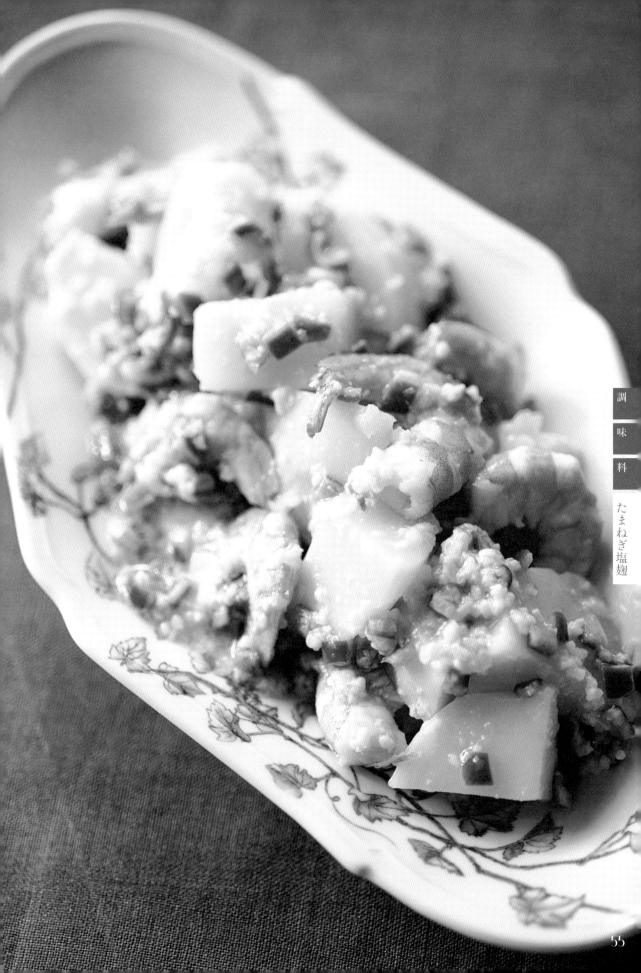

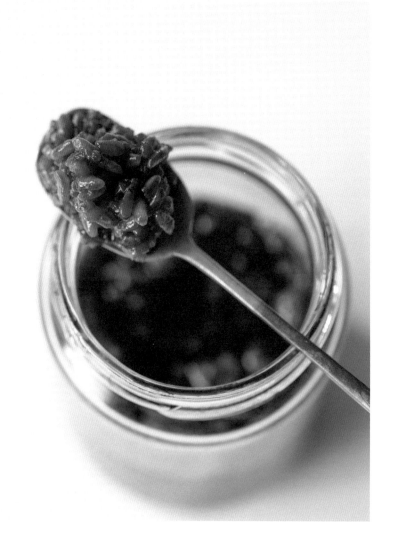

# しょうゆ

濃厚なうまみ
一役買う
減塩にも

## 効能

**動脈硬化を予防し血糖値を下げる**

しょうゆは発酵の過程で化学反応によってメラノイジンという物質をつくり出します。メラノイジンは抗酸化作用を持ち、脂質の酸化を防いで動脈硬化を予防し、コレステロール値を下げ血糖値を正常に保つ働きがあると考えられています。また、しょうゆに含まれるメチオールという成分には魚や肉の生臭みを消す作用があります。

**熱を冷まし、解毒を促進する**

しょうゆは身体の余分な熱を冷まし、ソワソワと落ち着かない気持ちを和らげます。解毒効果もあるため、赤みのある吹き出ものを鎮めます。腸内環境を整え、便秘の予防にも有効です。また食材のうまみを引き出すしょうゆは、食欲をアップさせる効果があります。

**材料（作りやすい分量）**

- 乾燥米麹(生米麹でも可)
  …100g
- しょうゆ…1と1/4カップ
  *びんは容量350mL程度の
  ものを使用

### ▶ 炊飯器で発酵させる場合

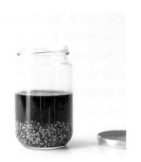

清潔なびんに材料すべてを
入れる。

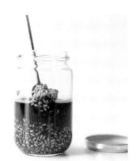

➊をスプーンで軽く混ぜ、蓋を
軽くしめておく。

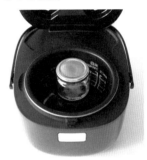

**step 3**

炊飯器の内がまに水、熱湯
各2カップ（分量外）を入れ、
➋を入れる。

### ▶ 室温で発酵させる場合

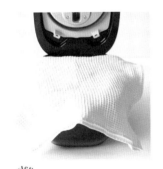

**step 4**

炊飯器の蓋を開けたまま、乾
いたふきんをかけて6〜8時
間保温する。

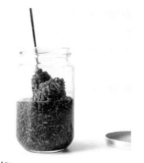

**step 5**

途中、2時間経過したところ
で取り出し、スプーンで底から
しっかり混ぜる。再度蓋を軽
くしめて炊飯器に戻す。完成
後、常温で1年保存可能(使
用する際は清潔なスプーンを
使う)。

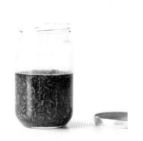

**塩麹**(P14、「室温で発酵させ
る場合」step1〜3)と同様に
室温でも作ることができる。

調

味

料

しょうゆ麹

# 手羽元の黒酢しょうゆ麹煮

**材料 (2人分)**

- 手羽元…6本(400g)
- ゆで卵…2個
- 植物油…小さじ2

A 黒酢、みりん、水…各1/4カップ
しょうゆ麹(P57)…大さじ2

黒酢は、身体を温め、血行を促進する効果にすぐれています。薬膳では、「腎」の不調には黒い食材がよいとされます。寒くなる季節に弱まる「腎」を守るため、いつもの酢を黒酢に変えてみては。

**作り方**

1 フライパンに植物油を入れて中火にかける。ペーパータオルで水分を取った手羽元を並べ入れ、焼き色がつくまで5分ほど返しながら焼く。

2 1にAを加えて、ときどき煮汁をかけながら中火で8分煮る。

3 2にゆで卵を加えて弱火で5分煮る。

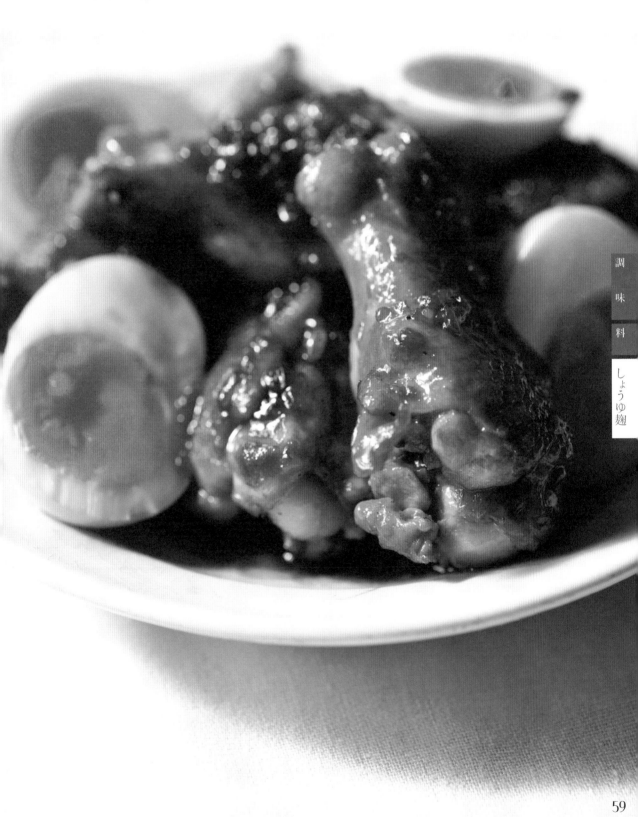

調
味
料

しょうゆ麹

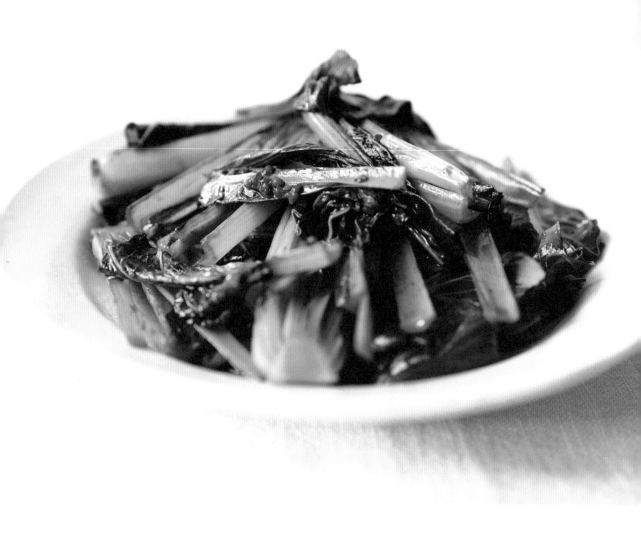

# 小松菜のオイル蒸し焼き

**材料（2人分）**

- 小松菜…1束
  - しょうゆ麹（P57）…小さじ2
- A 植物油…大さじ1
  - 水…大さじ2

身体の余分な熱を冷まして、気持ちを鎮める作用があり、イライラ、だるさ、のぼせなどの不調を改善してくれる小松菜。身体に必要な水分や「血」のもとになる潤いを補う効能で便秘、空せき、肌の乾燥に効果があります。

**作り方**

1 小松菜は4cm長さに切ってフライパンに入れる。Aを加え、蓋をして中火にかけて3分加熱する。
  \*小松菜の代わりにほかの青菜を数種類混ぜても美味しい（かぶの葉、水菜、チンゲン菜など）

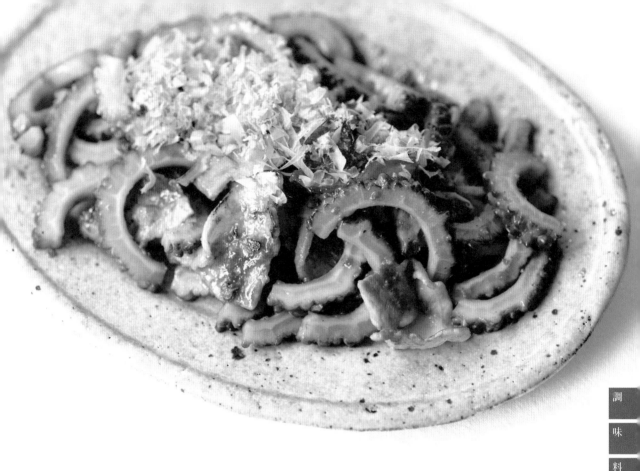

# ゴーヤのおかか炒め

**材料（2人分）**

- ゴーヤ（縦半分に切って種とワタを取り5mm厚さに切る）…1本（250g）
- 豚ばら薄切り肉（5cm長さに切る）…150g
- ごま油…小さじ1
- かつおぶし…2パック（4g）

A
**しょうゆ麹**（P57）…大さじ2と1/2
しょうが（すりおろす）…小さじ1
こしょう…少々

身体にこもった熱を冷まし、暑さによる不快感から集中力が低下したり、イライラするといった煩わしい気分をリフレッシュしてくれるゴーヤ。解毒作用もあり、口内炎や吹き出もの、目の充血に効果があります。下痢にも有効。

**作り方**

1 フライパンに豚ばら薄切り肉を広げて入れ、強めの中火にかける。両面に焼き色がつくまで3分ほど炒める。

2 1を中火にしてゴーヤを加え3分炒め合わせ、A、ごま油を加えて混ぜ火を止める。

3 器に盛り、かつおぶしをふる。

# しょうゆ麹バターのサイコロステーキ

**材料 (2人分)**

- 牛ももかたまり肉(ここではロースト
  ビーフ用のかたまり肉を使用。
  一口大に切る)…300g
- **塩麹**(P14)…小さじ1
- 植物油…小さじ2

A
- **しょうゆ麹**(P57)…大さじ2
- バター…10g
- おろしにんにく、こしょう…各少々

「気」と「血」を補って巡らせる牛肉は身体のすみずみまで
エネルギーを届けます。生理やストレス、寒さで鈍りがち
な血流をアップしてだるさや貧血を改善します。筋肉や骨
を強化して、筋肉痛を緩和する効果も。

**作り方**

1 牛ももかたまり肉に塩麹をまぶす。

2 フライパンに植物油を入れて中火にかけ、1を入れて
  片面にきれいな焼き色が付くまで焼いたら裏返して
  さっと焼く。

3 2にAを入れてからめ、火を止める。器に盛り、あればイ
  タリアンパセリを添える。

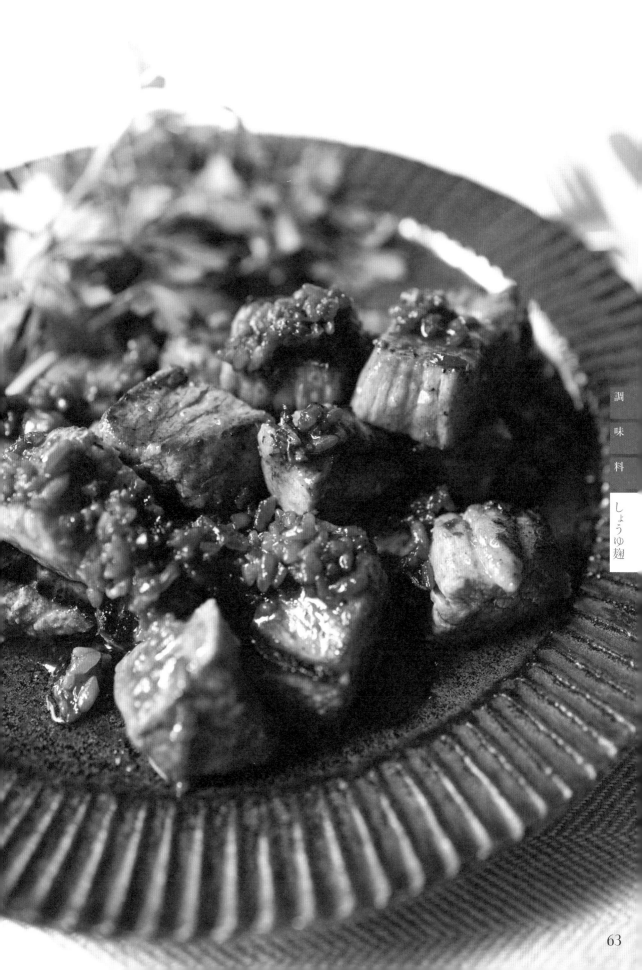

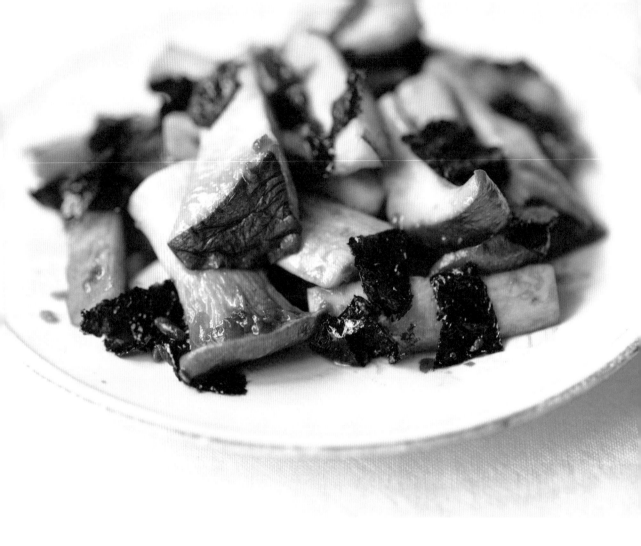

# エリンギののり炒め

**材料（2人分）**

- エリンギ（長さを半分に切り、
  縦4〜6等分に切る）…1パック
- 焼きのり（手でちぎる）…全型1/4枚
- **しょうゆ麹**（P57）…小さじ2
- 植物油…小さじ2

のぼせ、ほてり、寝つきが悪い、そわそわと落ち着かないなどは、身体のなかに余分な熱があるときの症状。エリンギは、身体のなかに潤いをつくり出して熱を冷まし、これらの不調を改善します。空せきにも効果があります。

**作り方**

1 フライパンに植物油を入れて中火にかけ、エリンギを
   入れて焼き色がつくまで返しながら焼く。
2 1にしょうゆ麹を加えてからめ、火を止めて焼きのりを
   入れて混ぜる。

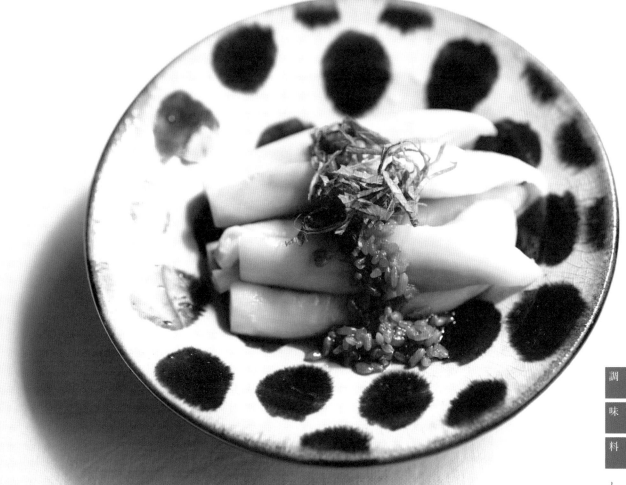

# レンジヒスイなす

**材料（2人分）**

- なす…3本
- 青しそ（せん切りにする）…2枚
- **しょうゆ麹**（P57）…適量

血流を改善し、身体にこもった熱を冷ます効能のあるなす。気持ちが空回りして怒りっぽくなっているときや、のぼせ、ほてりが気になるときにクールダウンしてくれます。肌に栄養を届けてくれるため、美白効果もあります。

**作り方**

1 なすは皮をむいて1本ずつラップで包み（ラップを広げて植物油〈分量外〉少々をたらし、その上になすを置いて全体になじませる）、電子レンジで3〜5分加熱する。ラップのまま冷水につけて冷やす。

2 1を食べやすく切って器に盛り、しょうゆ麹をかけ、青しそをのせる。

# 豚のしょうが焼き

**材料（2人分）**

- 豚肩ロース薄切り肉（大きければ食べやすく切る）…200g
- たまねぎ（くし切りにする）…1/2個
- 水…大さじ2
- 植物油…大さじ1
- キャベツ（せん切りにする）…適量

A｜**しょうゆ麹**(P57)、**甘酒**(P109)…
各大さじ2
しょうが（すりおろす）…小さじ2

「腎」が弱ることで、頻尿などの尿トラブル、肌の乾燥、髪のパサつき、耳鳴り、足腰がだるいなど老化のサインが出はじめます。豚肉は「腎」の働きを助けて潤いとエネルギーを補い、不調を改善します。

**作り方**

1 フライパンに植物油を入れて強めの中火にかける。豚肩ロース薄切り肉を広げて入れ、焼き色がついたら裏返し、さっと焼いて器に取り出す。

2 フライパンにたまねぎ、水を入れてたまねぎがしんなりするまで炒め、Aと1を加えてさっと炒め合わせる。キャベツとともに皿に盛る。

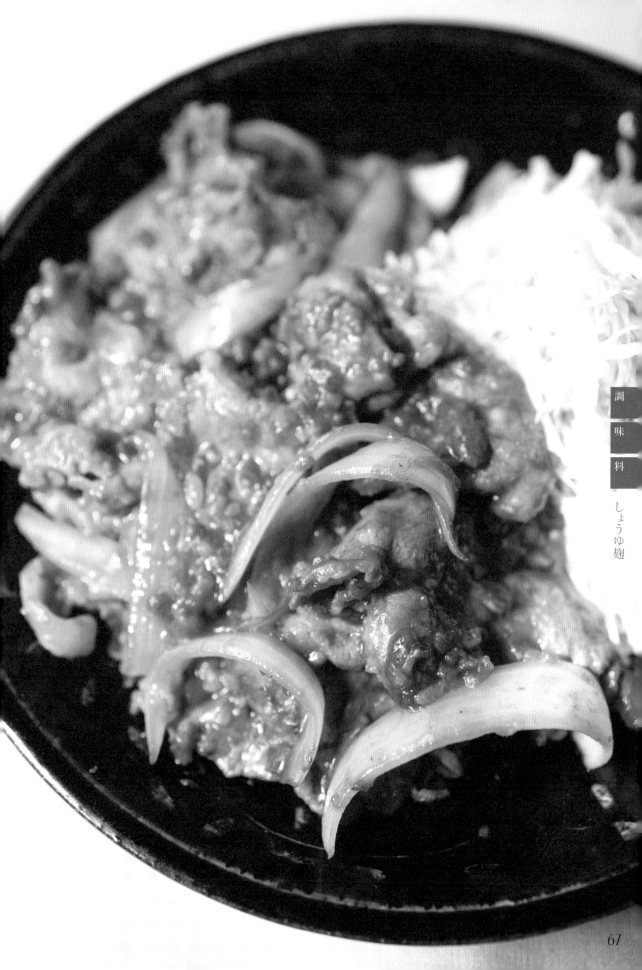

# しょうゆ麹キーマカレー

**材料（2人分）**

- まいたけ(粗いみじん切りにする)…
  1パック
- 木綿豆腐…1/2丁
- 豚ひき肉…150g
- にんにく、しょうが(それぞれすりおろ
  す)…各小さじ1
- 植物油…大さじ1
- 小ねぎ(小口切りにする)、
  ごはん…各適量

A | **しょうゆ麹**(P57)…大さじ2
  | カレー粉、ケチャップ…各大さじ1

「気」が不足すると、疲れやすい、やる気がおきない、朝起きるのがつらい、風邪をひきやすい、身体が冷えるなどのトラブルが発生します。まいたけは「気」を補い、これらの「気」不足の症状を改善します。

**作り方**

1 フライパンに植物油、木綿豆腐を入れて強めの中火にかけ、豆腐をくずしながら2分ほど炒める。

2 1にまいたけ、豚ひき肉、にんにく、しょうがを加えてさっと炒め合わせたらAを加えて3分ほど炒める。

3 器にごはんを盛り、2をかけて小ねぎをふる。

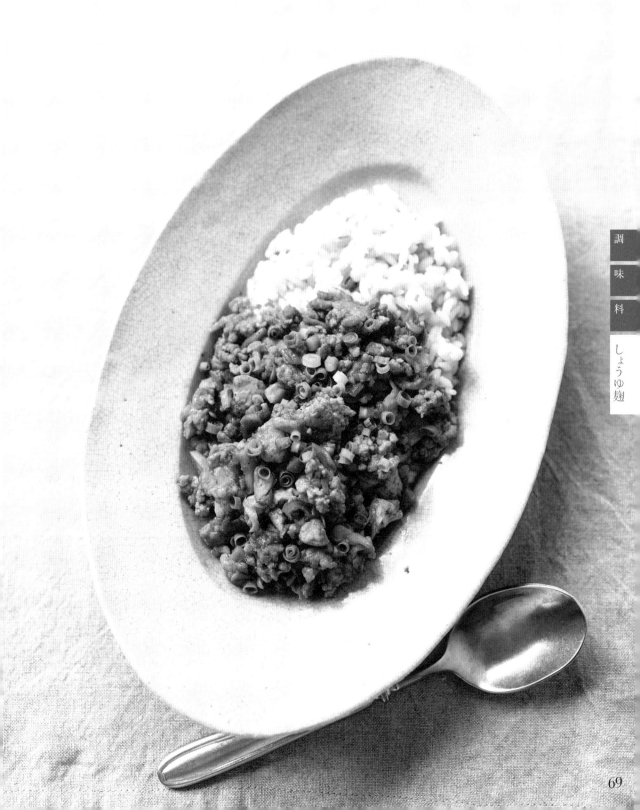

# しょうゆ麹の黒い薬膳がゆ

**材料（2人分）**

- ごはん…150g
- **しょうゆ麹**(P57)…大さじ2
- 黒豆(水煮)…60g
- 乾燥黒きくらげ(かぶるくらいの水に
  浸け、冷蔵庫に1晩おいて戻す。
  食べやすくちぎる)…1枚(3g)
- 黒すりごま…大さじ2
- ＊昆布の水だし…全量

＊昆布の水だし…
水2カップに昆布5gを入れて冷蔵庫で
1晩おく。

黒い色の食材は、老化を予防し、ホルモンバランスを整える「腎」の働きを高めると薬膳では考えます。黒豆はそんな働きに加え、腰痛、骨や歯の弱り、頻尿などの改善に役立ちます。血流をアップしてくすみ、シミ、肩こり改善にも。

**作り方**

1. 鍋にすべての材料を入れて中火にかける。煮立ったら弱火にして3分煮る。

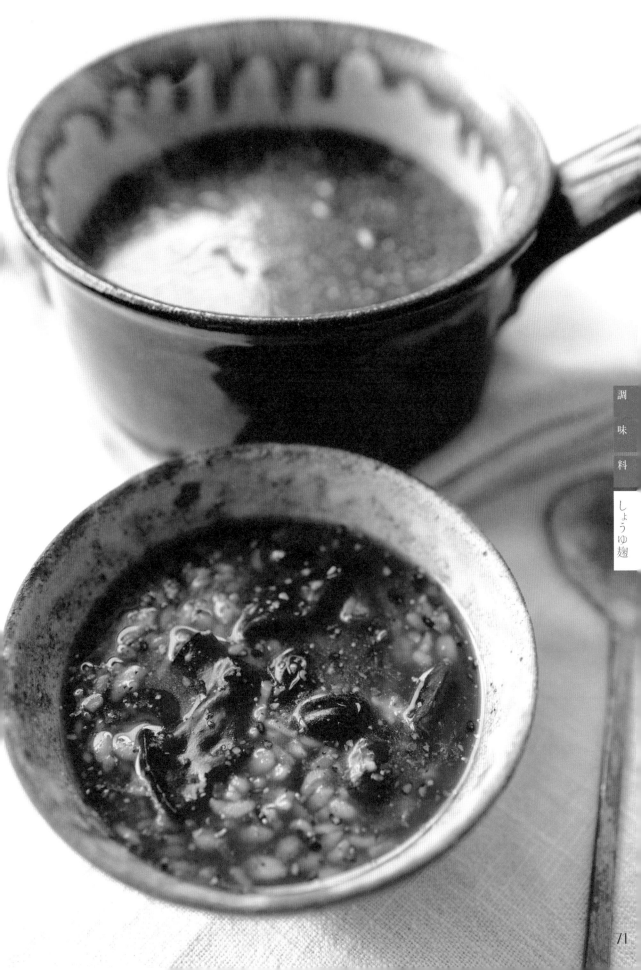

# にらダレうどん

**材料（2人分）**
- 冷凍うどん（表示通り電子レンジで加熱する）…2玉
- * にらダレ…適量

* にらダレ…
にら1/2束（50g、小口から細かく切る）、**しょうゆ麹**（P57）大さじ4、ごま油、黒酢、甘酒各大さじ1を混ぜ合わせる。

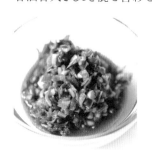

温める効果がとても強いにらは、寒さに弱い「腎」に働きかけて足腰の冷え、腰痛を改善してくれます。「血」の巡りをよくするため、打ち身による腫れや痛み、シミ、そばかす、くすみ、肩こりや生理痛などの不調を緩和します。

**作り方**
1 器に盛ったうどんににらダレをかける。

# よだれダレ 厚揚げ

**材料（2人分）**
- 厚揚げ…1枚
- * よだれダレ…適量

* よだれダレ…
ボウルに**しょうゆ麹**（P57）大さじ2、黒酢、ごま油各大さじ1、ラー油、豆板醤（ここではS&B「四川風ラー油」を使用）各小さじ1/2、しょうが（みじん切りにする）小さじ1、にんにく（すりおろす）少々を入れて混ぜ合わせる。

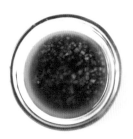

赤唐辛子は身体を温める効能がとても強く、冷えからくる肩こり、関節の痛みを改善します。食欲不振、腹痛、下痢を改善する効能もあります。また水分代謝を高めるため、むくみや身体のだるさも緩和します。

**作り方**
1 厚揚げをトースターなどで7分ほど焼き、食べやすく切って器に盛る。よだれダレをかける。

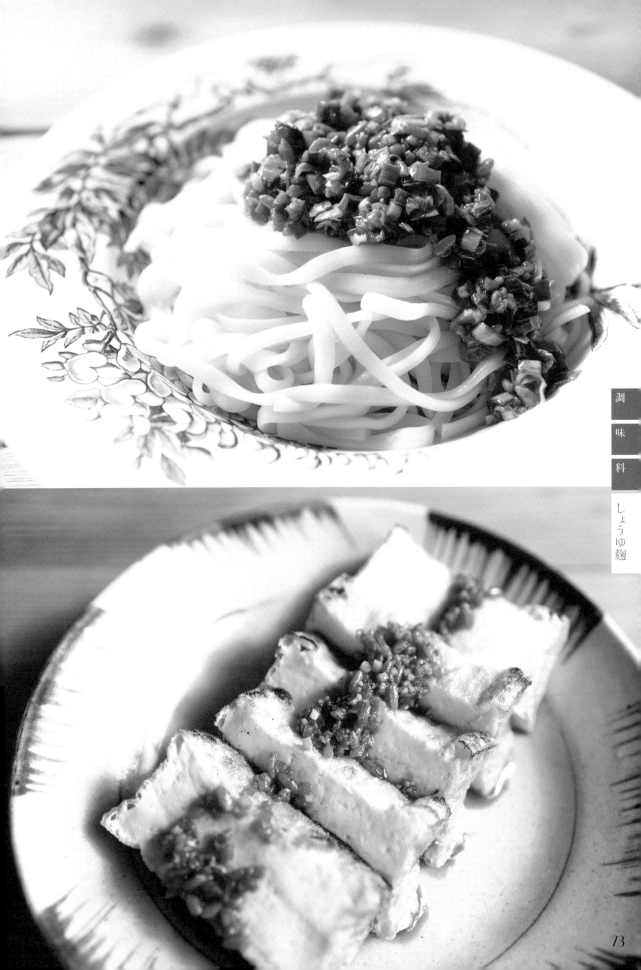

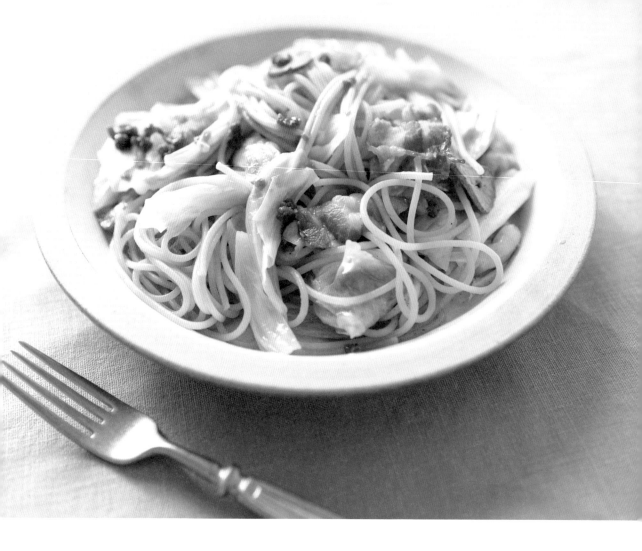

# キャベツスパゲッティ

**材料（2人分）**

- キャベツ（一口大に切る）…
  2枚（200g）
- ベーコン（細切りにする）…2枚
- スパゲッティ…180g
- にんにく（薄切りにする）…1片
- **しょうゆ麹**（P57）…大さじ2
- 植物油…大さじ1

身体の中にこもる余分な熱と水分を取り除き、胃腸の働きを高めるキャベツ。身体が重だるい、むくむ、疲れやすいときに有効です。キャベツに含まれるビタミンUは胃もたれ、胃痛に効果的です。

**作り方**

1 スパゲッティは袋の表示より1分短めにゆでる。ゆであがる直前にキャベツを加えてひと混ぜし、ゆで汁大さじ4を取り分けてザルにあげる。

2 フライパンに植物油、にんにく、ベーコンを入れて中火にかけ、にんにく、ベーコンが薄く色づくまで炒める。

3 2にしょうゆ麹を加えてさっと炒め、1のスパゲッティ、キャベツ、ゆで汁を加えて手早く混ぜ合わせる。

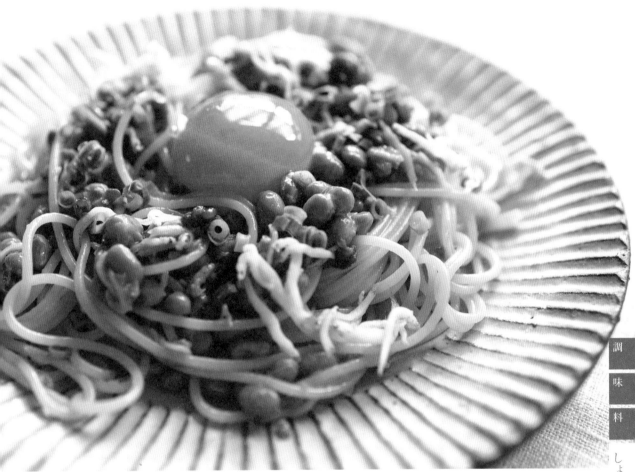

# 納豆しらすスパゲッティ

**材料（2人分）**

- 納豆…2パック
- しらす干し…大さじ4
- スパゲッティ…180g
- 卵黄…2個
- 小ねぎ（小口切りにする）…適宜
- **しょうゆ麹**（P57）…大さじ1と1/2
- にんにく（すりおろす）…小さじ1/2
- ごま油…大さじ1

身体を温めて血流をよくする効能で、肩こり、冷え、目の下のクマ、シミを改善する納豆。ストレスや鬱々とした気分を解消するので、なんだか疲れが取れない、やる気が出ないときにも有効です。

**作り方**

1 スパゲッティは袋の表示通りにゆで、ザルにあげる。

2 ボウルにA、納豆、しらす干しを入れ、1を加えて和える。器に盛って卵黄をのせ、小ねぎを散らす。

# しいたけとえのきのなめたけ

**材料（2人分）**

- えのきだけ（石づきを切り落とし、
  半分に切る）…大1袋
- しいたけ（石づきを切り落とし、
  4等分に切る）…4枚
- しょうが薄切り
  （せん切りにする）…4枚
- **しょうゆ麹**（P57）…大さじ1

「気」が不足すると疲れやすく、だるい、やる気が出ないなどの「気虚」の状態になります。しいたけは「気」を補う効能で、体力をアップして気力、元気をチャージします。食欲不振、ゲップ、胃もたれにも効果があります。

**作り方**

1 耐熱ボウルにえのきだけをほぐして入れ、しいたけ、しょうが、しょうゆ麹を加えてふんわりとラップをかける。電子レンジで4分加熱し、混ぜ合わせる。


# おかずきんぴら

**材料（2人分）**

- ごぼう…1本（200g）
- にんじん…1本（100g）
- いんげん（ヘタを落とし、3等分に切
  る）…4本
- 豚こま切れ肉（大きければ
  食べやすい大きさに切る）…150g
- 植物油…大さじ1
- 白いりごま…適量
- A｜ **しょうゆ麹**（P57）、みりん、水…
  各大さじ2

ごぼうは水溶性、不溶性両方の食物繊維を含み、便秘を防ぎ、善玉菌の繁殖を助けて腸内環境を整え、アレルギー症状を緩和します。また身体の余分な熱を冷まして、熱の症状であるかゆみや炎症を和らげます。

**作り方**

1 ごぼうはたわしなどで洗い、にんじんは気になるようなら皮をむいて5cm長さの細切りにする。

2 フライパンに植物油、1を入れて中火にかけ、5分炒める。

3 2に豚こま切れ肉を加えて焼き色がつくまで炒め、A、いんげんを加えて蓋をし、3分蒸し炒めにする。白いりごまをふる。

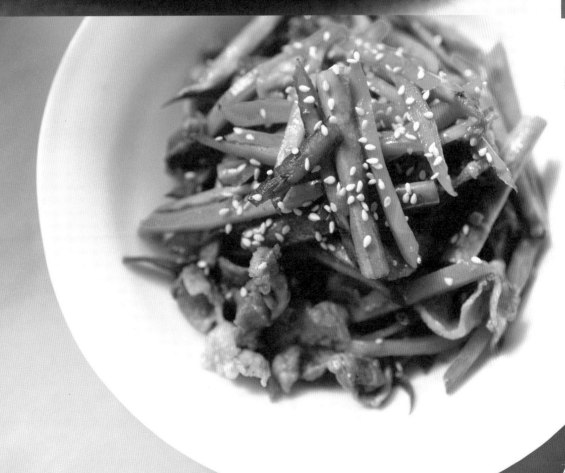

# しょうゆ麹ラー油の春菊サラダ

**材料（2人分）**

● 春菊…1/2束

＊ しょうゆ麹ラー油…適量

＊しょうゆ麹ラー油…

韓国唐辛子小さじ1（一味唐辛子小さじ1/2でも可）、パプリカパウダー、コチュジャン各小さじ1、にんにく（すりおろす）少々、白いりごま大さじ1、アーモンド20g（粗くきざむ）を耐熱容器に入れる。ごま油、太白ごま油各50gを小鍋に入れて弱めの中火にかけ、3分加熱する。耐熱容器に加え、粗熱が取れたら**しょうゆ麹**（P57）大さじ2、フライドオニオン20gを入れて混ぜる。

ションボリすると「肝」の「気」が不足し、イライラすると「肝」の「気」が過剰になります。こうした感情の変化は「五臓」の「肝」に影響し、ますます気持ちが乱れます。「肝」の「気」を整える春菊が気持ちを安定させます。

**作り方**

1 春菊は葉をちぎり、茎は薄切りにする。器に盛りしょうゆ麹ラー油をかける。

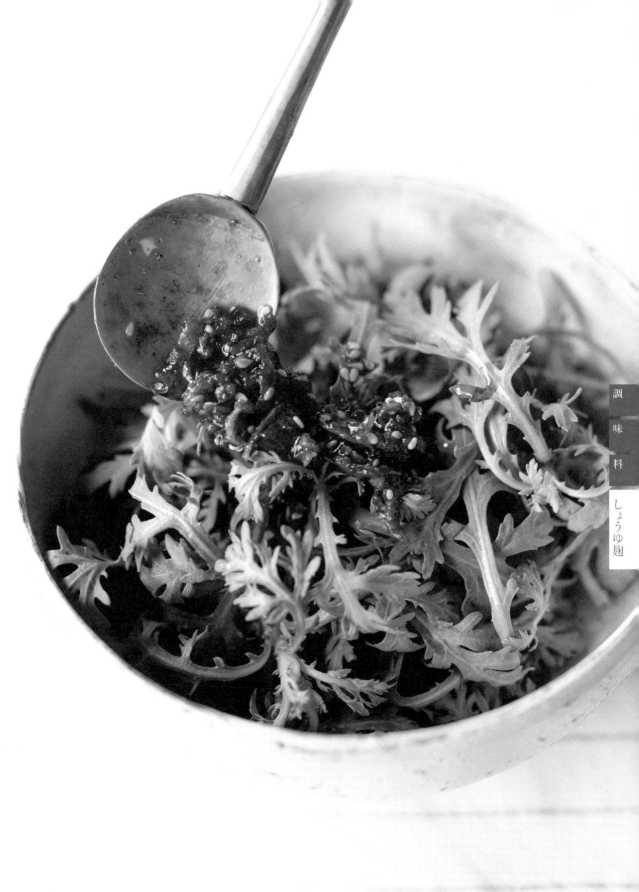

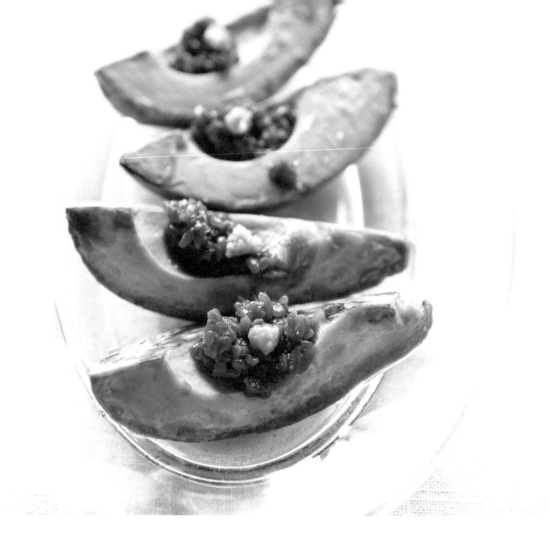

# 焼きアボカド

### 材料（2人分）

- アボカド(4等分のくし切りにし、皮をむく)…1個
- **しょうゆ麹**(P57)…大さじ2
- 植物油…小さじ1
- わさび…適宜

「気」を補う効能で、疲労がたまっているときに元気にしてくれるアボカド。解毒を促進させて飲酒や喫煙などで疲れた肝臓をいたわる効果もあります。免疫力をアップさせたり、コラーゲンの生成を促進してくれるビタミンCが豊富。

### 作り方

1 フライパンに植物油を入れて中火にかけ、アボカドを入れて両面をこんがり焼く。

2 1を皿に盛り、しょうゆ麹をのせてわさびを添える。

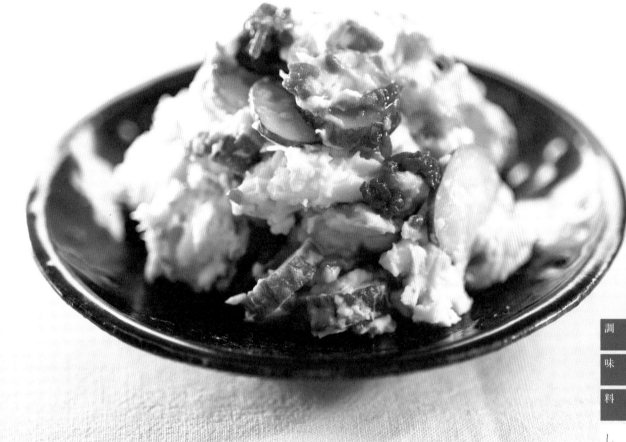

# さといもポテサラ

**材料（2人分）**

- さといも(冷凍)…1袋(250g)
- ちくわ(輪切りにする)…1本
- きゅうり(薄切りにする)…1本
- 塩…ひとつまみ

A
- **しょうゆ麹**(P57)…大さじ1
- マヨネーズ…大さじ1
- ゆずこしょう…小さじ1/2

解毒作用のあるさといもは、できもの、はれものに有効です。また消化吸収の機能を高め、下痢、便秘、むくみに効果があります。ぬめりにも有効成分が含まれるため、落とし過ぎないようにしてください。

**作り方**

1 きゅうりに塩をまぶして5分おき、水気をしぼる。

2 耐熱ボウルに凍ったままのさといもを入れ、ラップをかけて電子レンジで6分加熱する。

3 2を熱いうちにフォークなどでざっくりつぶし、粗熱がとれたらA、1、ちくわを加えて混ぜる。

# しょうゆ麹ひじき

**材料（2人分）**
- 芽ひじき（乾燥）…25g
- **しょうゆ麹**(P57)…大さじ2
- しょうが（すりおろす）…小さじ1

A｜みりん…大さじ1
　｜水…1カップ

「血」を補って「心」の働きをよくするひじきは、気分が落ち込むときや、顔色が白っぽくツヤがない、目がかすむ、生理が遅れがち、立ちくらみがするなどの不調に有効です。抜け毛や乾燥肌の改善にも。

**作り方**
1　芽ひじきはさっと水洗いしてザルにあげる。
2　1をフライパンに入れてAを加え、中火にかける。煮立ったら弱火にして、ときどき混ぜながら10分煮る。
3　2にしょうゆ麹、しょうがを加えて混ぜる。
　＊納豆と混ぜたりサラダにのせたりしていただく。ごはんに混ぜておにぎりにしても美味しい

# うずら卵のしょうゆ麹味玉

**材料（2人分）**
- うずら卵（水煮）…12個

A｜**しょうゆ麹**(P57)、水…各大さじ2

うずら卵のもつ「血」、「気」を補う効能は、やる気が出ない、集中できない、忘れっぽいなどのお悩みに効果があります。「五臓」のバランスをとって働きを高める効能もあり、慢性疲労にも有効です。

**作り方**
1　小鍋にうずら卵、Aを入れて中火にかけ、うずら卵を転がしながら水分がなくなるまで煮詰める。

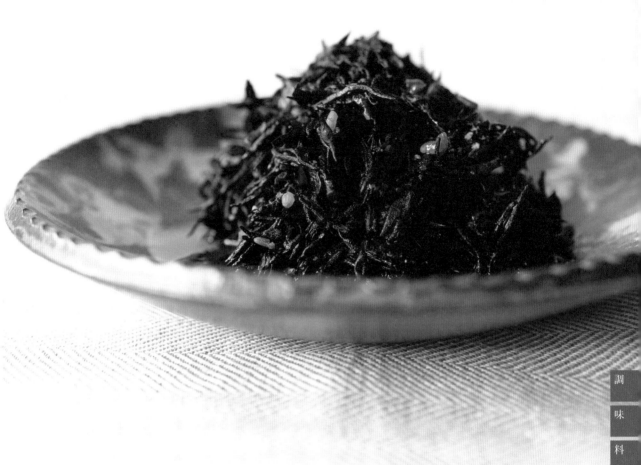

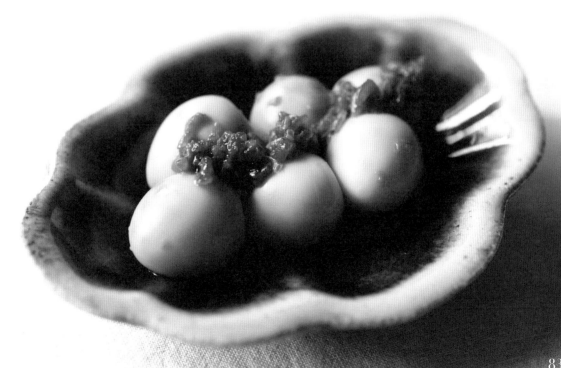

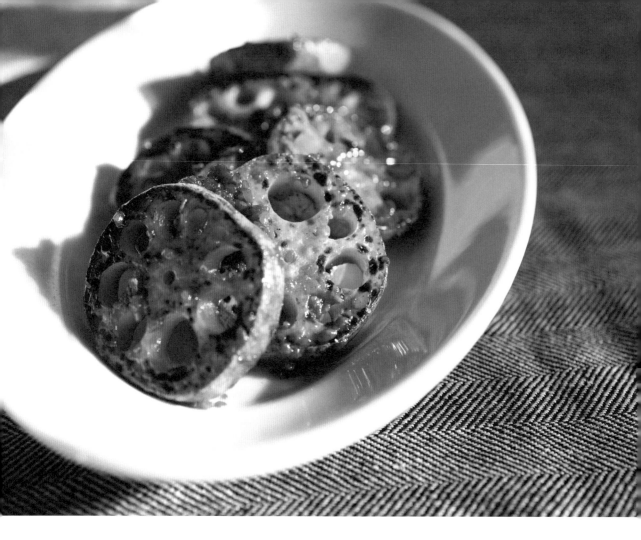

# れんこんのじっくり焼き

### 材料（2人分）

- れんこん（1cm厚さに切る）…
  1節（250g）
- 植物油…小さじ2

A
- **しょうゆ麹**（P57）…大さじ1と1/2
- にんにく（すりおろす）…小さじ1/2
- 水…大さじ2

れんこんは、身体にこもった余分な熱を冷まし、「肺」を潤し、のどの痛み、せきを緩和する働きがあります。「血」の巡りもよくして、のぼせ、鼻血に有効です。胃腸の働きを改善して下痢も改善します。

### 作り方

1 フライパンに植物油を入れて中火にかけ、れんこんを並べて動かさずに5分焼く。

2 れんこんを裏返し、蓋をして中弱火にし3分ほど焼く。Aを加えて汁気がなくなるまでからめる。

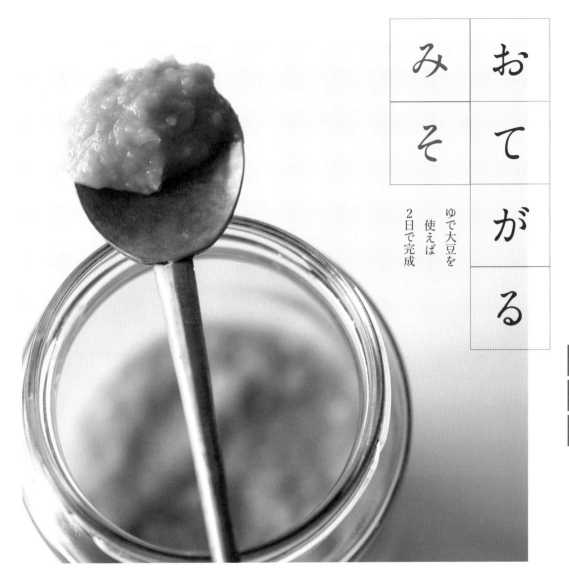

# おてがるみそ

ゆで大豆を
使えば
2日で完成

## 効能

### 血糖値、血圧の上昇を抑える

大豆と麹からつくられるみそは、食物繊維が豊富で、便通をスムーズにして糖や脂質、ナトリウムなどを排出する働きがあり、血糖値や血圧の上昇を抑えるのに役立ちます。また発酵する過程で必須アミノ酸やビタミン類が豊富に生成される栄養価の高い調味料です。大豆に含まれるイソフラボンは、更年期の症状の緩和によいとされています。

### 解毒効果でトラブルを解消

みそには、身体を内側から温める効能があります。身体をゆるめてリラックスさせ、消化不良を解消して胃腸の調子を整えます。吹き出もの、腫れものに有効な解毒の効能もあります。二日酔いにもよいとされています。「気」が逆流することでおこるのぼせ、ゲップ、イライラを抑えてくれます。

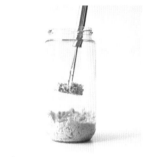

大豆を清潔なびんに入れて
マッシャーなどで軽くつぶす。

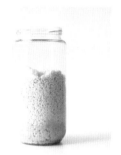

Aを加えてスプーンで混ぜ合
わせ、蓋を軽くしめておく。

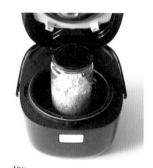

③
炊飯器の内がまに水、熱湯
各2カップ（分量外）を入れ、
2を入れる。

## arrange みそ汁の素

### 材料（作りやすい分量）

- みそ（市販）…
  1パック（500g）
- かつおぶし…40g
- わかめ（乾燥）…15g
- 白すりごま…50g
  *乾燥野菜や小さめの麩
  を入れても美味しい

### 作り方

❶ボウルに材料を入れて混
ぜ合わせる。❷みその入って
いたパックに戻し入れる。❸
おかずの小分け冷凍用トレ
イに1杯分（大さじ1）ずつ分
けて入れて保存すると便利。

*冷蔵保存。保存期間はみそ
の消費期限まで
*いただく際は、みそ汁の素
1杯分を器に入れ、湯を少し
入れてみそを溶かしてから熱
湯150mLを注ぎ、混ぜる

**材料（作りやすい分量）**

● 大豆（水煮）…150g

A 乾燥米麹（生米麹でも可）…300g

塩…20g

水…1カップ

＊びんは容量500mL程度の
ものを使用

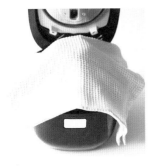
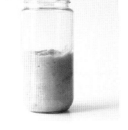

炊飯器の蓋を開けたまま、乾
いたふきんをかけて2時間保
温する。取り出してハンドミキ
サーでなめらかにして、再度
炊飯器に入れ、8時間保温す
る。室温で1日おく。

完成後、冷蔵庫で3ヵ月保存
可能（使用する際は清潔なス
プーンを使う）。

❶
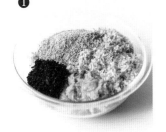

❷
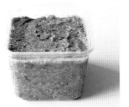

❸
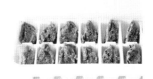

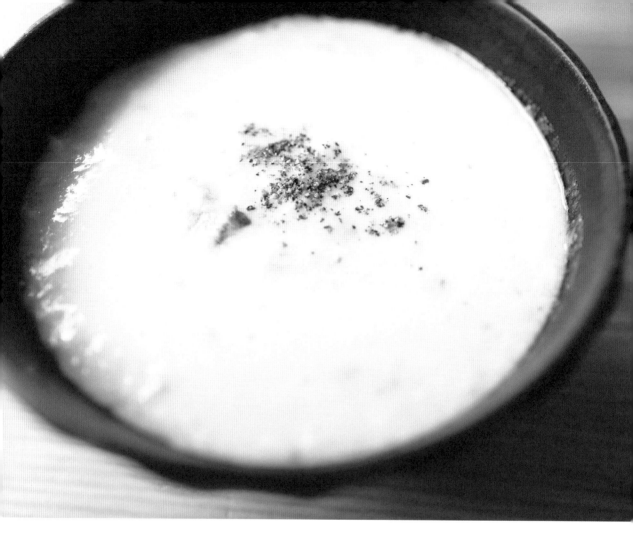

# さといものポタージュ風

## 材料（1人分）
- さといも（水煮）…4個
- 水…1/2カップ
- 豆乳…1/4カップ
- **みそ汁の素**（P86）…大さじ1
- こしょう…少々

良質なたんぱく質を含む豆乳は、胃の機能を助けて腸を整え、便秘の改善や疲労回復、肌の乾燥が気になるときに効果を発揮します。また「肺」の乾燥を潤す効能で、せきをやわらげ、ねばつくたんを排出しやすくします。

## 作り方
1 さといも、水を小鍋に入れて中火にかけ、煮立ったら弱火にする。
2 マッシャーなどでさといもをつぶし、豆乳を加えて温める。
3 器にみそ汁の素を入れ、2を少し入れてみそを溶かして残りを注ぎ、混ぜる。こしょうをふる。

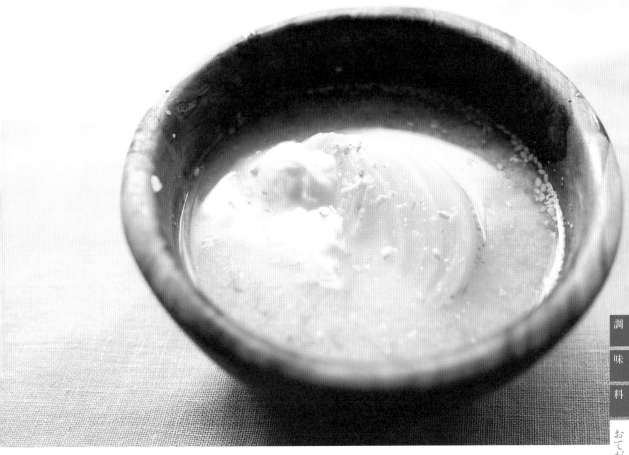

# たまねぎチーズみそ汁

**材料（1人分）**

- たまねぎ…1/2個
- **みそ汁の素**(P86)…大さじ1
- ピザ用チーズ…大さじ1
- 熱湯…150mL

チーズは肺と大腸の乾燥を改善します。空せき、せきが出る、腸の粘膜に潤いがなく便秘がち、肌や髪がカサカサ、パサパサといった、潤い不足の不調を改善します。眠りが浅い、寝つきが悪いときにも効果があります。

**作り方**

1 耐熱容器にたまねぎを入れ、ラップをかけて電子レンジで6分加熱する。

2 器にみそ汁の素を入れ、湯少々（分量外）を入れて溶かし、熱湯を注ぎ混ぜる。1、ピザ用チーズを入れる。

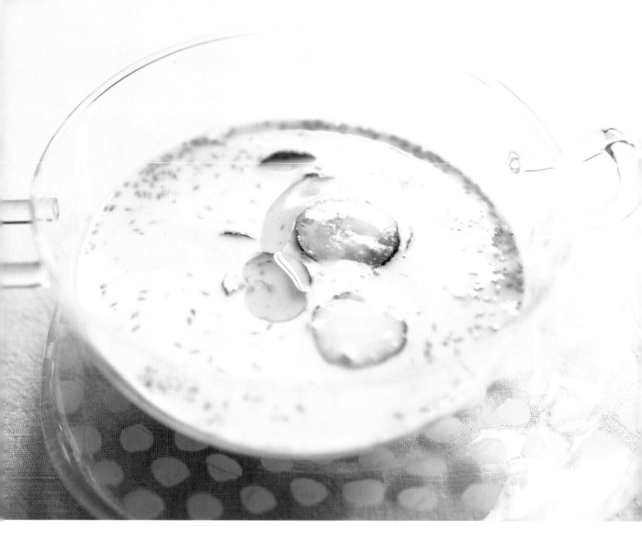

# ヨーグルト冷やしみそ汁

## 材料（1人分）

- **みそ汁の素**（P86）…大さじ1
- きゅうり（薄切りにする）…5cm
- 塩…ひとつまみ
- ヨーグルト…1/2カップ
- オリーブ油…少々
- 水…1/4カップ

薬膳では白い食材は身体を潤すと考えられ、ヨーグルトもその1つ。乾燥を改善し、潤いを補います。ストレスやイライラで身体の内側に熱を生じ、必要な水分が不足して、ほてり、便秘など乾燥の症状に。

## 作り方

1 きゅうりは塩をふる。

2 器にみそ汁の素を入れ、水を入れてみそを溶かす。ヨーグルトを加えて混ぜ合わせる。

3 2に1の水気をしぼってのせ、オリーブ油をかける。

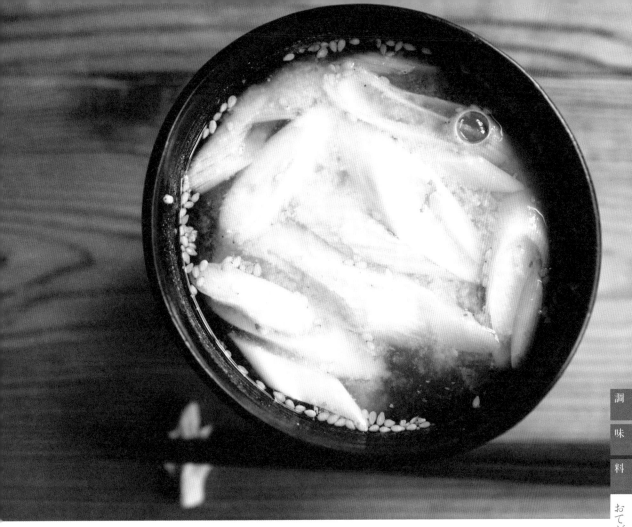

# かす汁

**材料（1人分）**

- **みそ汁の素**(P86)…大さじ1
- 酒粕…小さじ2
- 長ねぎ（ななめ切りにする）…5cm
- 水…1カップ

疲れやすく、すぐに座ったり横になりがちなときは、「気」が不足した状態。「気」が不足して巡りにくくなると、気が滅入り、不安になります。大豆には「気」を補って体力を回復させてくれる補気の働きがあります。

**作り方**

1 小鍋に酒粕、水、長ねぎを入れて火にかける。

2 煮立ったら弱火にして3分煮て酒粕を溶かし、みそ汁の素を加えて溶かす。

# トマトとみょうがのみそ汁

**材料（1人分）**

- **みそ汁の素**(P86)…大さじ1
- トマト(くし切りにする)…1/2個
- みょうが(薄切りにする)…適量
- 熱湯…150mL

トマトは身体に潤いを生み出し、余分な熱を冷まして、気持ちを安定させます。胃腸を健康にして、胃痛、胃もたれ、消化不良、食欲不振に効果があります。二日酔い、夏バテにも効果的です。高血圧の方は朝食に食べると○。

**作り方**

1 器にみそ汁の素を入れ、湯少々(分量外)を入れてみそを溶く。

2 1にトマトを入れて熱湯を注いで混ぜ、みょうがをのせる。

# サラダみそ汁

**材料（1人分）**

- **みそ汁の素**(P86)…大さじ1
- レタス(食べやすくちぎる)…3枚
- ハム(細切りにする)…1枚
- 熱湯…150mL

身体にこもった熱を冷ますレタス。のぼせやすかったり、暖房の効いた部屋で顔だけほてったりする場合に効果的です。胃腸の調子を整え、胃もたれ、便秘も改善します。「血」を補い巡らせる効能で、シミ、そばかすを改善します。

**作り方**

1 器にみそ汁の素を入れ、湯少々(分量外)を入れてみそを溶く。

2 1にレタス、ハムを入れ、熱湯を注いで混ぜる。

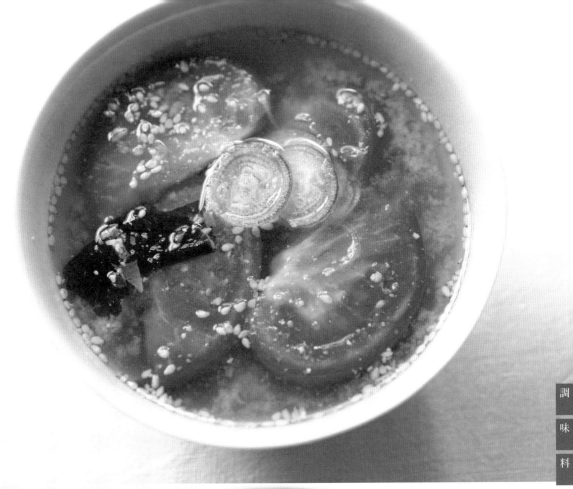

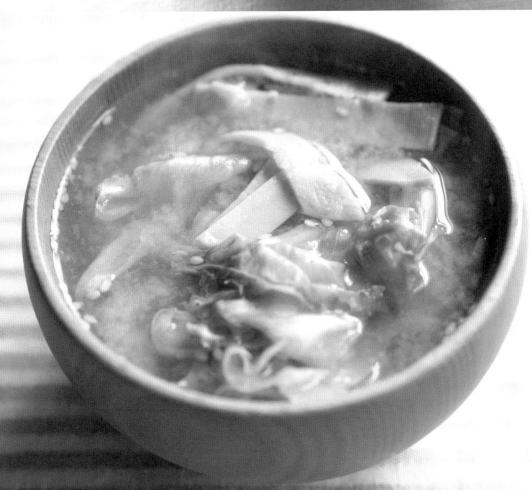

93

# 発酵調味料で
つくる
ドレッシング5種

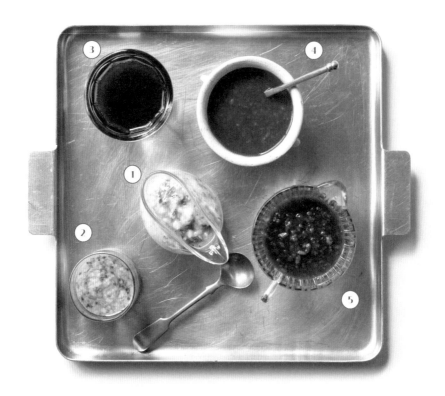

簡単アレンジで、
野菜はもちろん、
肉・魚にも合う
ドレッシングが完成

① 塩麹甘酒
　　ジェノベーゼ

**塩麹**(P14)、**甘酒**(P109)、植物油各大さじ2、酢小さじ2、こしょう少々、青じそ（みじん切りにする）3枚を小さめのびんに入れて振る。

② 塩麹マスタード
　　ドレッシング

**塩麹**(P14)、酢各小さじ2、オリーブ油大さじ1、粒マスタード小さじ1を小さめのびんに入れて振る。

③ しょうゆ麹
　　中華ドレッシング

**しょうゆ麹**(P57)、黒酢各大さじ1、ごま油大さじ2を小さめのびんに入れて振る。

④ 甘酒しょうゆ麹
　　韓国風ドレッシング

**しょうゆ麹**(P57)、**甘酒**(P109)、ごま油各小さじ2、酢、コチュジャン各小さじ4を小さめのびんに入れて振る。

⑤ しょうゆ麹
　　にんにくドレッシング

**しょうゆ麹**(P57)大さじ1、**甘酒**(P109)、黒酢、ごま油各小さじ1、にんにく（すりおろす）小さじ1/3を小さめのびんに入れて振る。

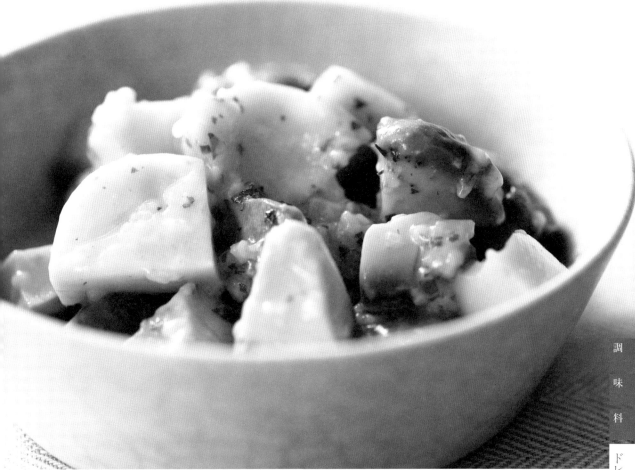

# アボカドのジェノベーゼ和え

**材料（2人分）**

- アボカド（一口大に切る）…1個
- かまぼこ（一口大にちぎる）…
  小1個
- ① **塩麹甘酒ジェノベーゼ**（P94）…
  大さじ2

アボカドは「気」を補う効能で、疲労がたまっているときに元気にしてくれます。解毒を促進させて肝機能をアップさせるので、お酒を飲みすぎてしまったときにおすすめです。胃腸の機能を高めて便秘を改善し、高血圧の予防にも。

**作り方**

1 アボカドとかまぼこを器に入れ、塩麹甘酒ジェノベーゼで和える。

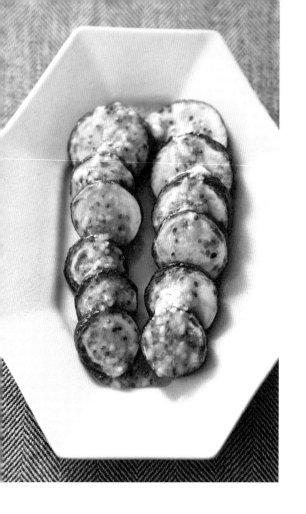

# 焼きズッキーニ

水分代謝が悪くなり排尿回数が減ると、膀胱炎のリスクが高まります。身体の余分な熱を冷まして潤し、排尿をうながすズッキーニでむくみ、尿トラブルの予防を。マスタードの温め効果で身体の冷やし過ぎを防ぎます。

### 材料（2人分）

- ズッキーニ（8mm厚さに切る）…小1本
- 植物油…小さじ2
- 塩…ひとつまみ
- 塩麹マスタードドレッシング（P94）…適量

### 作り方

1 フライパンに植物油を入れてズッキーニを並べ、塩をふって中火にかける。
2 両面に焼き色がついたら器に盛り、塩麹マスタードドレッシングをかける。

# にんじんの中華風サラダ

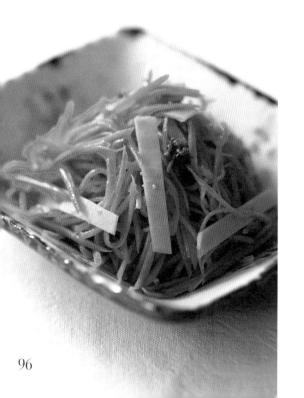

ころころ便で少ししか出ない、残便感がありおなかがすっきりしない、そんな乾燥タイプの便秘に、大腸を潤すごま油が効きます。水分補給も大切です。腸とともに肌も潤して熱をもった腫れものやできものも改善します。

### 材料（2人分）

- にんじん（せん切りにする）…1本
- ハム（細切りにする）…2枚
- しょうゆ麹中華ドレッシング（P94）…大さじ1と1/2

### 作り方

1 にんじんとハムをボウルに入れ、しょうゆ麹中華ドレッシングで和える。

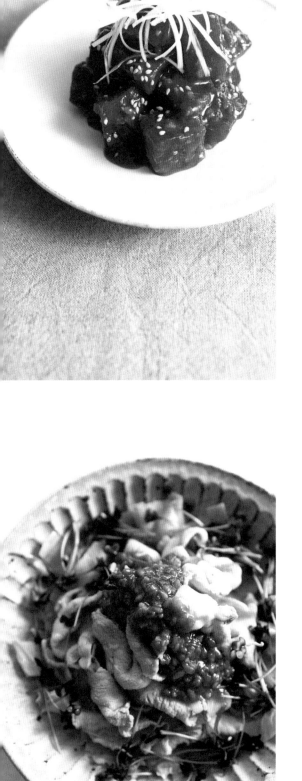

## まぐろの韓国風サラダ

薬膳では、「血」の不足は髪がパサつく、コシがない、抜け毛などのトラブルにつながると考えます。まぐろは「血」を補い髪のトラブルに有効です。立ちくらみ、疲れ目、肌荒れ、肌のくすみ、疲労回復にも効果があります。

### 材料（2人分）

- まぐろ刺身（ぶつ切り）…80g
- ⓐ **甘酒しょうゆ麹韓国風ドレッシング**（P94）、白ごま、白髪ねぎ…各適量

### 作り方

1 まぐろ刺身を甘酒しょうゆ麹韓国風ドレッシングで和えて器に盛り、白ごま、白髪ねぎをのせる。

## 豚しゃぶしゃぶサラダ

紫キャベツスプラウトは種が持っている栄養に加え、発芽してからも栄養成分を作り出すためキャベツよりも栄養成分が多くなるそう。薬膳では、胃もたれ、ゲップ、胸のつかえ、胃痛、おなかのはりに有効です。

### 材料（2人分）

- 豚しゃぶしゃぶ用肉…100g
- ⓐ **しょうゆ麹にんにくドレッシング**（P94）…適量
- レタス（食べやすい大きさにちぎる）…3枚
- 紫キャベツスプラウト（お好みのスプラウトでもよい）…適量

### 作り方

1 鍋に湯を沸かし、弱火にして豚しゃぶしゃぶ用肉を数回に分けてゆで、ザルにあげる。

2 1をレタスを敷いた皿に盛り、しょうゆ麹にんにくドレッシングをかけて紫キャベツスプラウトを散らす。

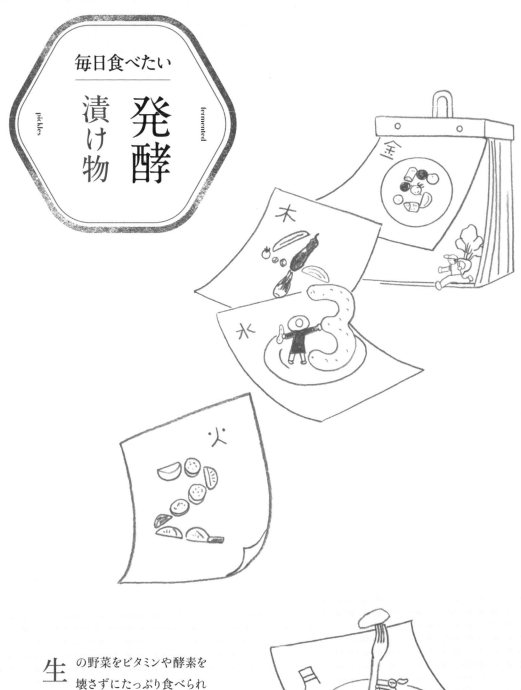

毎日食べたい

pickles

発酵
漬け物

fermented

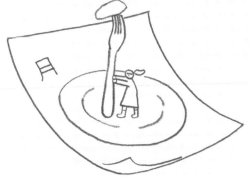

生 の野菜をビタミンや酵素を壊さずにたっぷり食べられる発酵漬け物レシピをご紹介します。発酵調味料を活用して手軽に短時間でできあがり、サラダ代わりに毎日飽きずに食べられ、ノンオイルでカロリー控えめ。肉料理や揚げ物のお供にもぜひ1品加えてください。

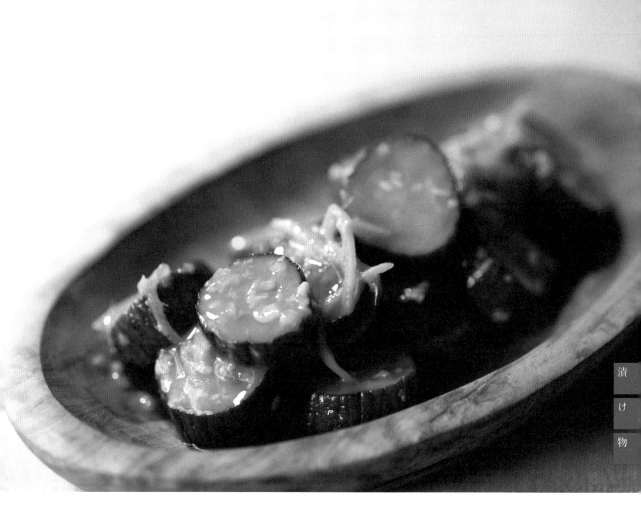

# かりかりきゅうり

**材料（2人分）**

- きゅうり（1cm幅に切る）…2本
- しょうが（せん切りにする）…大さじ2

A | **しょうゆ麹**（P57）、**甘酒**（P109）
…各大さじ2
酢…大さじ1

身体にこもる熱を冷まし、必要な「水」を生み出し、余分な「水」は排出してくれるきゅうり。水を飲むことでは増やせない体液を生み出し、夏バテ予防やむくみ解消に効果的。脂肪の代謝を促す効果も期待できます。

**作り方**

1 小鍋にA、しょうがを入れて中火にかけ、煮立ってきたらきゅうりを加えてときどき混ぜながら3分煮る。

2 1を保存容器に入れ、粗熱がとれたら冷蔵庫で3時間漬ける。

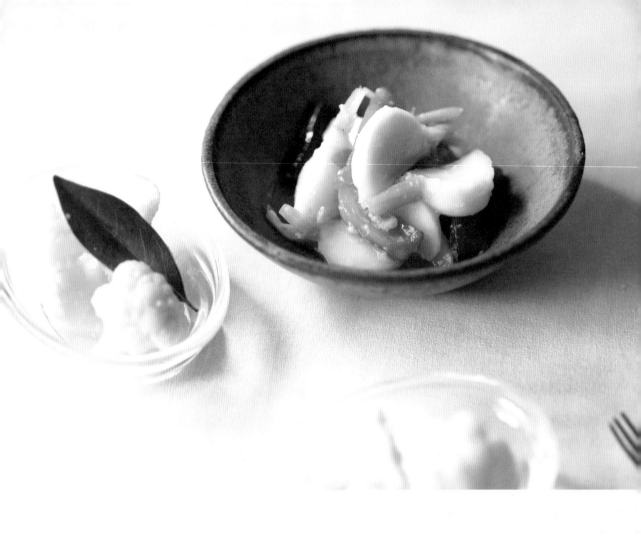

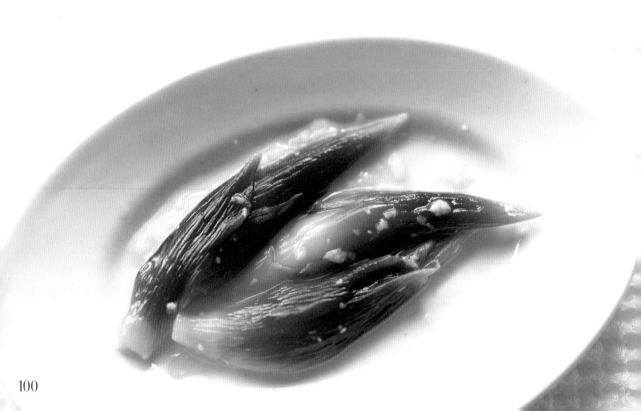

# かぶと干し柿の甘酢漬け

**材料（2人分）**
- かぶ（茎を少し残して葉を切り落とし、気になるなら皮をむいて6〜8等分のくし切りにする）…2個（100g）
- 塩…ひとつまみ
- 干し柿（細切りにする）…1個
- ＊甘酒酢…大さじ2
- 昆布…3×3cm

＊甘酒酢…
**甘酒**（P109）1/2カップ、酢1/4カップ、**塩麹**（P14）大さじ4を混ぜ合わせる。

柿は身体の熱を冷まし、乾燥を潤す効能で、ドライマウスや便秘の緩和、口内炎の炎症を鎮めたり、せき、二日酔いの改善に役立ちます。干し柿にすることで、身体を冷やす効果が穏やかになり、風邪予防にも有効です。

**作り方**
1 かぶ、塩をボウルに入れて10分おき、水気をしぼる。
2 小さめの保存袋に1、干し柿、甘酒酢、昆布を入れて20分ほど漬ける。

# カリフラワーの甘酢漬け

**材料（2人分）**
- カリフラワー（小房に分け、さらに半分に切る）…1/2株（200g）
- A ｜ ＊甘酒酢…大さじ3
     ｜ 水…大さじ2
     ｜ ローリエ…1枚

血流改善を促し、リラックス効果があるローリエ。甘い香りと苦味の成分によって血管を拡張させることで、身体の深部から手足の先まで血液が運ばれやすくなり、ストレスや運動不足で滞りがちな血流を改善します。

**作り方**
1 鍋に湯を沸かしてカリフラワーを入れ、2分ゆでる。ザルにあげ、粗熱を取る。
2 保存袋にA、1を入れて冷蔵庫で2〜3時間漬ける。

# みょうがの甘酢漬け

**材料（2人分）**
- みょうが…3本
- ＊甘酒酢…大さじ4

身体が冷えると血流が悪くなり、代謝が鈍って老廃物がたまり、老化を早めます。身体を温める酢は、代謝を高め、血流を促進してシミ、クマ、くすみを改善し、肩こりも緩和します。下痢や腹痛の改善にも効果があります。

**作り方**
1 みょうがは半分に切って熱湯で30秒ゆでてザルにあげる。
2 小さめの保存袋に甘酒酢、1を入れて冷蔵庫で2時間漬ける。

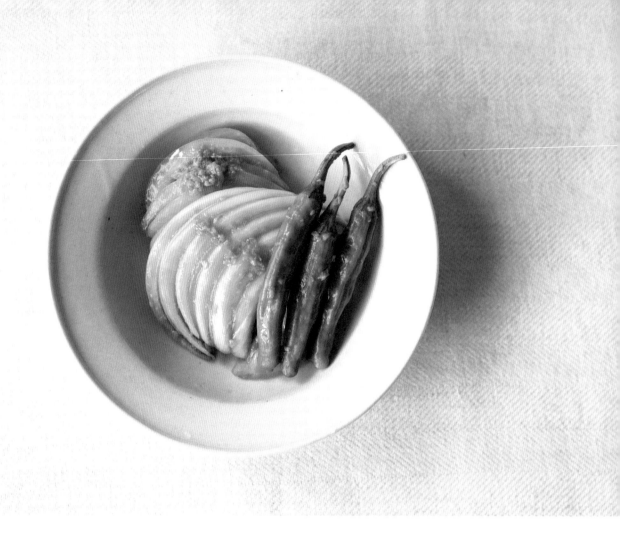

# たまねぎ漬け

### 材料（2人分）

- たまねぎ…1/2個
- ししとう…5本
- A しょうゆ麹（P57）…大さじ2
  酢…大さじ1

かすみ目や眼精疲労、視力低下など、目の機能低下を改善するししとう。「肝」の機能を正常化させる働きがあり、血流をよくして、シミ、肩こり、生理痛を改善。ストレスによるイライラ、不眠などの解消にも有効です。

### 作り方

1 たまねぎは芯を取って薄切りにする。ししとうは2～3ヵ所竹串で穴を開けておく。
2 小さめの保存袋にAを入れ、1を入れて冷蔵庫で1晩漬ける。

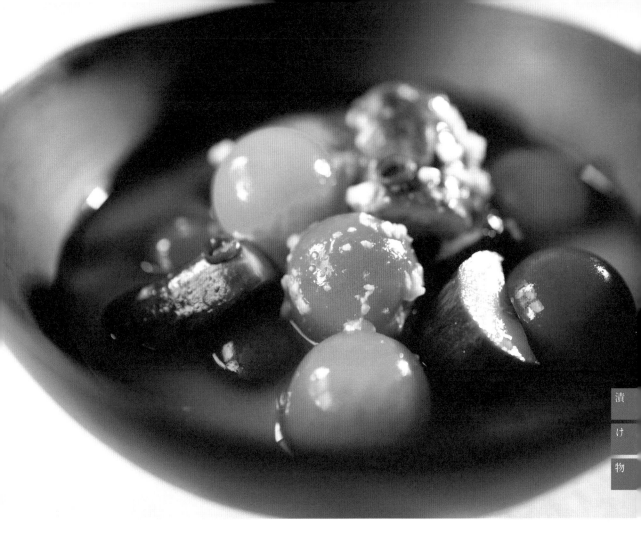

# 水キムチ風発酵浅漬け

## 材料（2人分）

- カラフルミニトマト（ヘタをとり、十字
  に浅く切り込みを入れる）…1パック
- きゅうり（縦半分に切って3cm長さ
  に切る）…1本

A
**塩麹**（P14）…大さじ3
**甘酒**（P109）…大さじ1
にんにく（すりおろす）…少々
しょうが（すりおろす）…小さじ1
水…1カップ
酢…小さじ2
赤唐辛子（輪切りにする）…1本

にんにくは、エネルギーである「気」と、栄養でもある「血」
の巡りを整えるため、気持ちが落ち込んでいるときに有効
です。身体を温める効果が高く、冷えを取り除いてくれま
す。腹痛、下痢、胸のつかえを緩和します。

## 作り方

1 Aを保存容袋に入れ、カラフルミニトマト、きゅうりを入
れ、冷蔵庫で1晩漬ける。
\*余った漬け汁はごはんにかけても美味しい

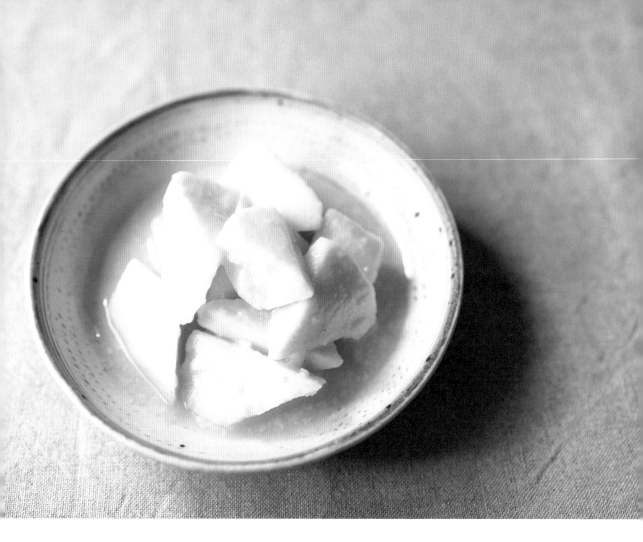

# 塩麹わさび漬け

**材料（2人分）**

- ながいも（皮をむいて小さめの乱切りにする）…15cm（200g）

A
- **塩麹**（P14）、水…各大さじ2
- **甘酒**（P109）…小さじ2
- わさび…小さじ1

身体を温め、利水作用で体内の湿気を取り除くわさび。食欲不振、便がすっきり出ないときなどに効果があります。また、湿気は落ち込みやすくなるなど心にも影響を与えます。わさびの辛味成分が「気」を巡らせ気持ちを発散させます。

**作り方**

1 小さめの保存袋にAを入れて混ぜ、ながいもを加えて冷蔵庫で2時間漬ける。

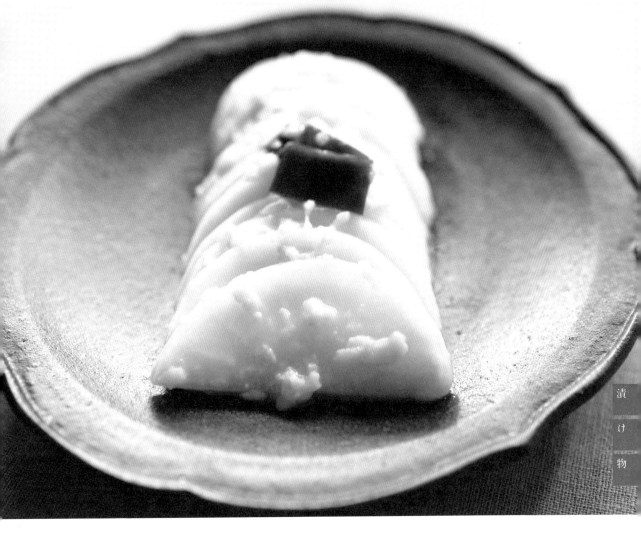

# べったら漬け風甘酒だいこん

## 材料（2人分）

- だいこん…5cm（200g）
- 塩…小さじ1

A
甘酒（P109）…1/4カップ
**塩麹（P14）…小さじ1**
昆布（はさみで小さく切る）…3×3cm

だいこんには滞った「気」を全身に巡らせる作用があり、憂鬱やイライラを和らげ、気持ちを安定させます。胃もたれ、口内炎、のどの不快感にも効果があります。身体を冷やすだいこんと温める甘酒で、冷やしすぎずバランスが整います。

## 作り方

1　Aを保存袋に入れて混ぜ合わせる。

2　だいこんは気になるなら皮をむき、5mm厚さの半月切りにしてポリ袋に入れ、塩を加えて手でもみ、ペットボトルなどで重石をして15分下漬けする。

3　2の水分をしぼって、1に加えて冷蔵庫で30分漬ける。

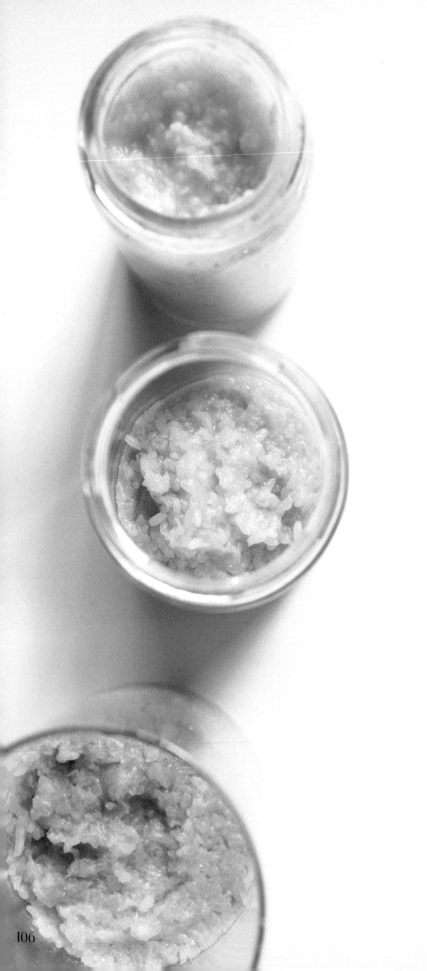

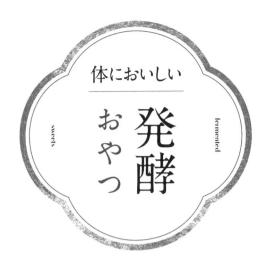

体においしい

sweets

fermented

発酵おやつ

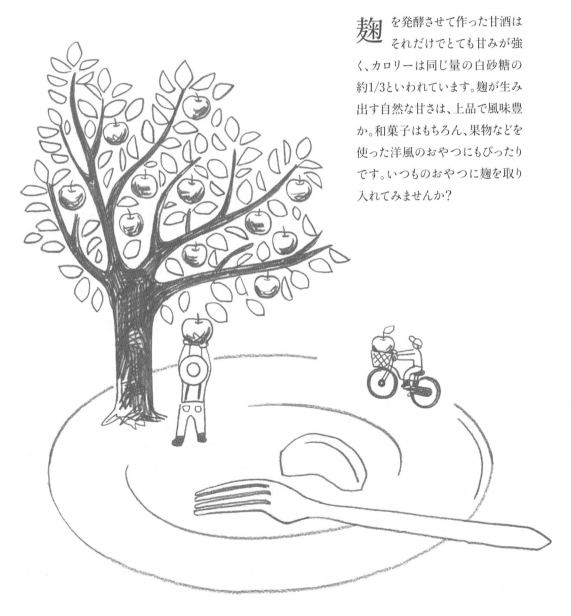

麹を発酵させて作った甘酒はそれだけでとても甘みが強く、カロリーは同じ量の白砂糖の約1/3といわれています。麹が生み出す自然な甘さは、上品で風味豊か。和菓子はもちろん、果物などを使った洋風のおやつにもぴったりです。いつものおやつに麹を取り入れてみませんか?

# 甘酒

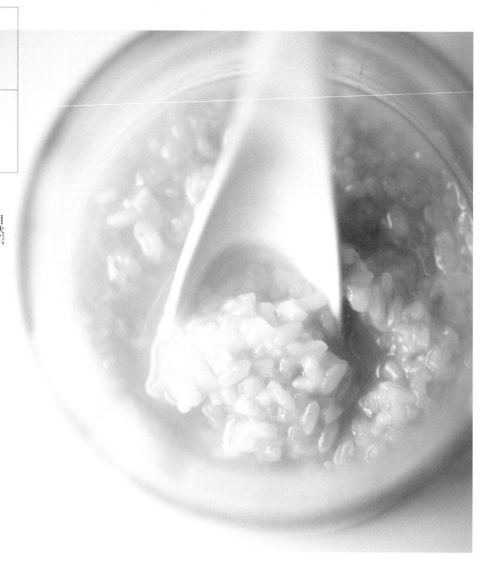

やさしい甘味
生み出す
自然が

**栄養豊富で砂糖代わりに最適**
麹と水を発酵させた甘酒にはオリゴ糖、食物繊維、ビタミンB群などの栄養素がバランスよく含まれ、砂糖の代用品として使用できる甘味があります。また、たんぱく質を分解する働きで、肉や魚などを柔らかくしてくれます。腸内の善玉菌を増やし悪玉菌を抑えて腸内環境を整えるため、免疫力もアップさせます。

**身体を温め、エネルギーをつくる**
冬場にもよく飲まれる甘酒は、身体を温め、エネルギーである「気」をつくり出す働きがあります。「気」がつくられて身体の隅々まで行き届くと、全身のエネルギー不足が改善され、疲れが取れない、朝気持ちよく起きることができないなどの倦怠感が改善されます。また、胃腸の機能も高めて食欲不振を改善します。

**材料（作りやすい分量）**

- 乾燥米麹(生米麹でも可)…100g
- 水…1/2カップ

*びんは容量350mL程度のものを使用

*ごはん100gを加えてもよい。その場合は容量500mL程度のびんを使用する

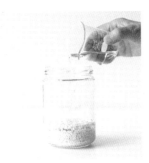

**step 1**

清潔なびんに材料をすべて入れる。

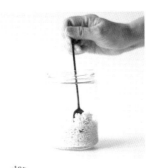
**step 2**

1をスプーンで軽く混ぜ、蓋を軽くしめておく。

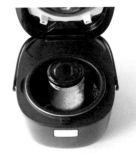
**step 3**

炊飯器の内がまに水、熱湯各2カップ（分量外）を入れ、2を入れる。

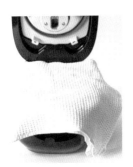
**step 4**

炊飯器の蓋を開けたまま、乾いたふきんをかけて8〜12時間保温する。

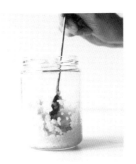
**step 5**

途中、2時間経過したところで取り出してスプーンで底から混ぜる。再度蓋を軽くしめて炊飯器に戻す。

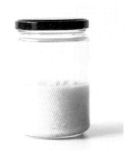
**step 6**

完成後、冷蔵庫で3ヵ月保存可能(使用する際は清潔なスプーンを使う)。

*甘酒は、砂糖やみりんの代わりになる。目安として砂糖大さじ1→甘酒大さじ3

おやつ

甘酒

# 甘酒コーヒー

**材料（1人分）**

- **甘酒**（P109）…大さじ3
- コーヒー…150mL（インスタントコーヒーティースプーン1杯を150mLの熱湯で溶かしたものでも可）

集中力を高め、やる気を出させるコーヒー。また心身の不安や精神的な疲れを癒やし、緊張を和らげる効果もあります。ただし、飲みすぎは禁物。氷たっぷりのアイスコーヒーも胃の負担となり、エネルギーをつくりにくくなります。

**作り方**

1 材料すべてをカップに入れて混ぜる。


# オーバーナイトキャロットケーキ

**材料（2人分）**

- **甘酒**（P109）、にんじん（すりおろす）…各1/3カップ
- オートミール（クイックタイプ）…1/2カップ
- 塩、シナモンパウダー…各少々
- くるみ（粗くきざむ）…大さじ2

A｜ギリシャヨーグルト、にんじん（すりおろす）…各適量

にんじんは、ストレスを受け止め血液を集めて全身に巡らせる「肝」の働きを高めることから、自律神経のコントロールに有効です。消化吸収を高めて便秘、下痢を改善し、潤い作用で乾燥肌、ドライアイも改善します。

**作り方**

1 ボウルにA以外の材料を入れて混ぜ合わせ、2つの容器に分け入れる。ラップをかけて冷蔵庫で6～8時間冷やす。

2 1にAをのせていただく。

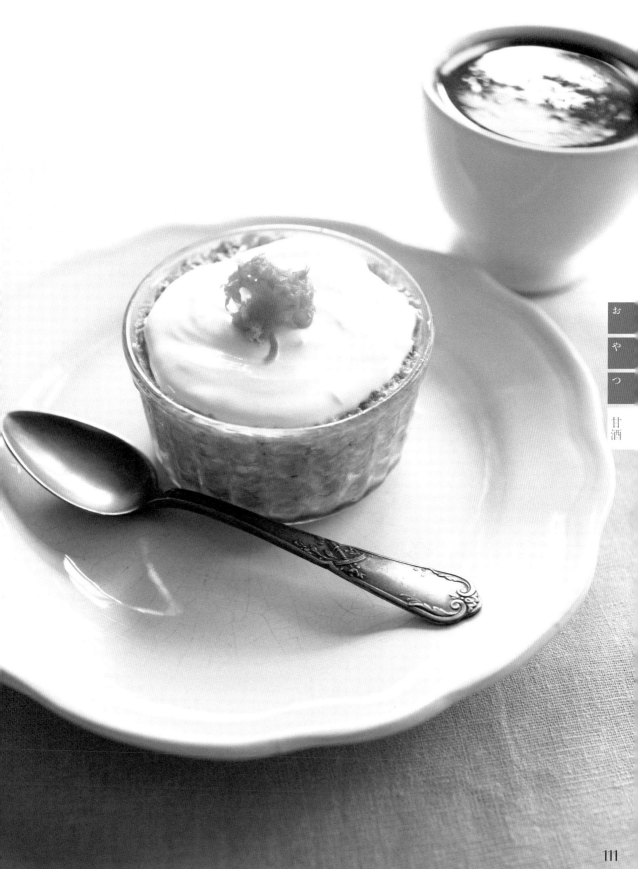

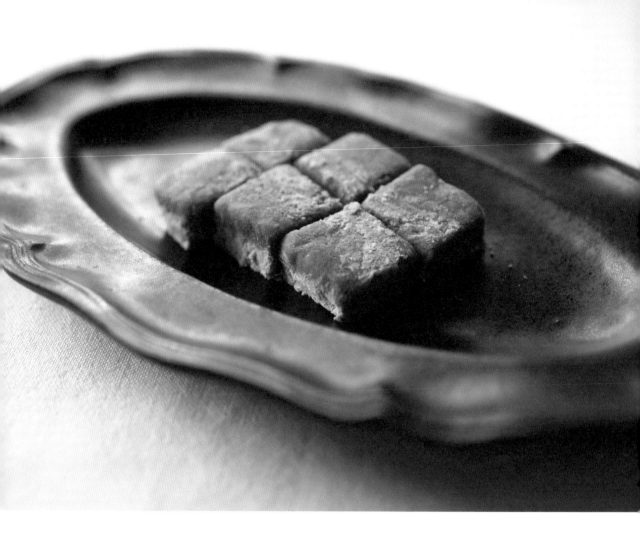

# 甘酒きなこあめ

**材料（2人分）**

- **甘酒**（P109）…大さじ2
- きなこ…1/4カップ
- 塩…少々

腸内の善玉菌を増やすオリゴ糖を含み、便秘改善が期待できるきなこ。女性ホルモンと同様に働く大豆イソフラボンは生理や更年期における不調を和らげるとされています。薬膳的には、「気」をチャージして疲労を回復してくれる食品です。

**作り方**

1 材料すべてをボウルに入れて混ぜ合わせる。
2 1を広げたラップに出して長方形に成形し、6等分に切る。

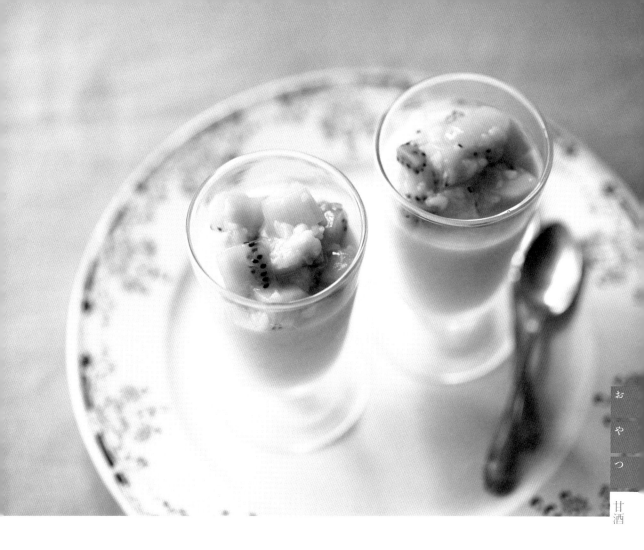

# ヨーグルトプリン

**材料（2人分）**

- **甘酒**（P109）…大さじ4
- ヨーグルト…1/2カップ
- 粉ゼラチン…5g
- 水…大さじ3
- ＊ ソース…全量

＊ ソース…
キウイ（皮をむいて7mm角に切る）1/2
個、**甘酒**（P109）大さじ1を混ぜる。

キウイは胃腸の働きを整え、消化不良、食欲不振を改善します。不溶性と水溶性の食物繊維が2：1の理想的なバランスで含まれているため、便秘にも効果的。ただし、冷えが気になるときは食べ過ぎに注意してください。

**作り方**

1 水に粉ゼラチンをふり入れて5分ふやかし、電子レンジで30秒加熱してゼラチンを溶かす。

2 ボウルに甘酒とヨーグルトを入れて混ぜ、1を加えて混ぜ合わせる。2つの容器に注ぎ分けてラップをかけ、冷蔵庫で2時間冷やす。

3 2にソースをかける。

113

# 焼きりんご

**材料（2人分）**

- りんご（あれば紅玉）…1個
- バター…大さじ1
- A | **甘酒**(P109)…大さじ2
    | **塩麹**(P14)…小さじ1/4
- シナモンパウダー…適宜

りんごは身体の余分な熱を冷まして潤す効能で、口の乾きや二日酔いなどに効果をもたらします。消化を助け、おなかの張りや便秘の改善にも有効です。身体を冷やすので、温める効果のあるシナモンと合わせてどうぞ。

**作り方**

1 りんごは8mm厚さの半月切りにして耐熱容器に並べ、バターをのせてオーブントースターで5〜6分焼く。

2 Aを混ぜて1にのせ、シナモンパウダーをふる。

お
や
つ

甘酒

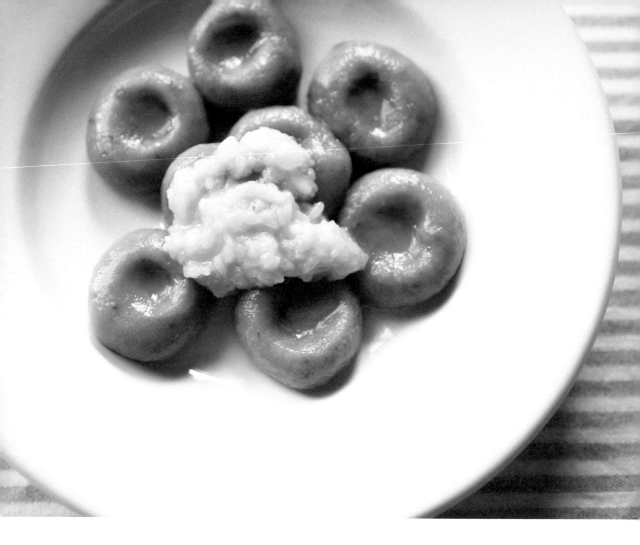

# いちご白玉

**材料（2人分）**

- **甘酒**（P109）…適量
- 白玉粉…1/2カップ（約50g）
- いちご（冷凍）…50g

「肝」の機能を高めて「血」を増やし、心を落ち着かせてくれるいちご。胃をすっきりさせ、慢性の下痢や便秘、消化不良を改善します。身体の余分な熱を冷まし、のどの痛みに有効です。またシミや、目元のクマも改善します。

**作り方**

1 いちごは凍ったまま耐熱容器に入れて電子レンジで40秒加熱する。

2 1に白玉粉を加えてなめらかになるまで練り混ぜ、8等分にして丸め、中央を凹ませた形にする。

3 鍋に湯を沸かして2を入れ浮いてきてから1分ゆで、冷水にとって水気をきる。

4 器に3を盛り、甘酒をお好みの量かける。

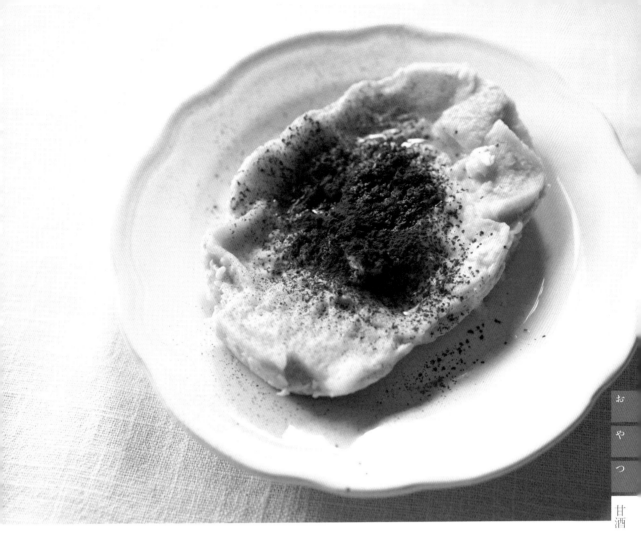

# フレンチトースト

**材料（1人分）**

- **甘酒**（P109）、豆乳…各1/4カップ
- 卵…1個
- 食パン
  （6枚切り、3cm角に切る）…1枚
- ココア…適量

潤い効果の高い卵。とくに卵黄は、「血」と潤いを補い、体力が低下しているときの滋養強壮や貧血に効果があります。寝つきの悪いときにも。卵白はのどの痛みやせき、のどの乾き、声がれ、目の充血などに有効です。

**作り方**

1 耐熱容器に甘酒、豆乳、卵を入れて混ぜ合わせ、食パンを浸す。

2 1にラップをかけずに電子レンジで3分30秒加熱する。器に盛ってココアをふる。

# 発酵あずき

砂糖を使わず
完成する
あずきあん

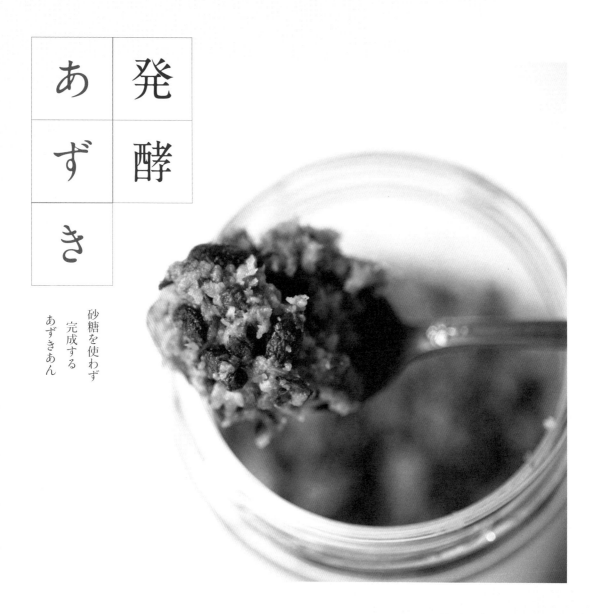

低脂質、高栄養価で身体を若々しく保つ

あずきは、低脂質で、食物繊維をはじめビタミンB群、鉄分などの栄養をバランスよく含みます。加えて、抗酸化作用があるポリフェノールもたっぷり含むため、シワやシミの原因となる紫外線や、ストレスを受けることで増える活性酸素を除き、若々しい身体を保つことが期待できます。

余分な水分を排出し、むくみを軽減

あずきには、余分な水分を排出してむくみや身体の重だるさを改善する働きがあります。解毒の効能もあり、ふきでものや腫れ、かゆみのある湿疹にもよいとされています。薬膳では、砂糖は身体に余分な湿気を呼び込むとされますが、発酵あずきは麹で発酵させることで身体に吸収しやすいあんこを作ることができます。

**材料（作りやすい分量）**

- あずき（水煮）…200g
- 乾燥米麹（生米麹でも可）
  …100g
  *びんは容量500mL程度の
  ものを使用

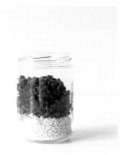

**step 1**

清潔なびんに材料をすべて
入れる。

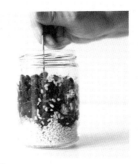

**step 2**

1をスプーンなどで軽く混ぜ、
蓋を軽くしめておく。

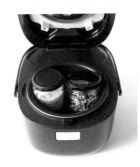

**step 3**

炊飯器の内がまに水、熱湯
各2カップ（分量外）を入れ、
2を入れる。
*ここでは発酵ひよこ豆と同
時に発酵させている

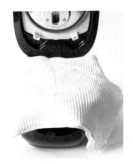

**step 4**

炊飯器の蓋を開けたまま、乾
いたふきんをかけて6時間保
温する。

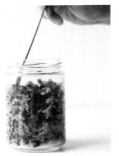

**step 5**

途中、4時間経過したところで
取り出してスプーンで底から
しっかり混ぜる。再度蓋を軽
くしめて炊飯器に戻す。

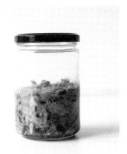

**step 6**

完成後、冷蔵庫で3ヵ月保存
可能（使用する際は清潔なス
プーンを使う）。

おやつ

発酵あずき

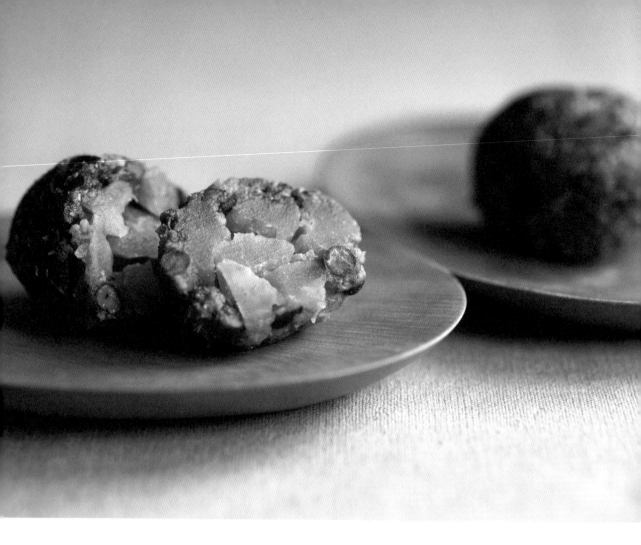

# おはぎ

**材料（2人分、4個）**

- 発酵あずき（P119）…40g
- 干しいも（2cm角に切る）…20g

何となくやる気が出ない、ストレスを感じていて便秘気味、そんな精神的に弱っているときに、胃腸の働きを活発にして、元気・やる気の「気」を補うさつまいも。気疲れ、便秘を改善します。

**作り方**

❙ ラップの上に発酵あずきの1/4量を広げて干しいもの1/4量を置き、ラップで丸く包む。同じように全部で4個作る。

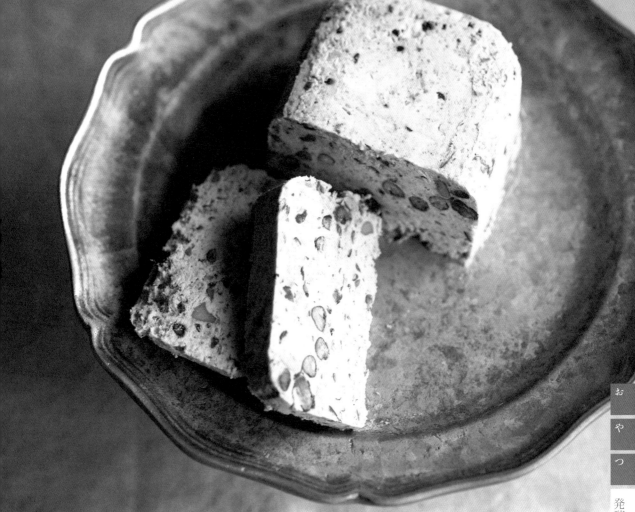

# 発酵あずきカッサータ

**材料（2人分）**

- **発酵あずき**(P119)…150g
- くるみ(粗く手で割る)…20g
- 生クリーム…100g
- 塩…ひとつまみ

腰痛、耳鳴り、肌の乾燥、シワ、頻尿などエイジングトラブル
を改善する効能があるくるみ。「肺」と「腎」の機能を高め、
息切れ、慢性のせき、便秘の改善にも有効です。加えて健
脳(脳の働きを高める)の効能を持ちます。

**作り方**

1 ボウルに生クリームと塩を入れ、氷の入ったボウルに
　重ねて角が立つまで泡立てる。

2 1に発酵あずき、くるみを加えて混ぜ合わせ容器に入
　れ、冷凍庫で2時間以上凍らせる。
　＊冷凍せず、そのままでも美味しい

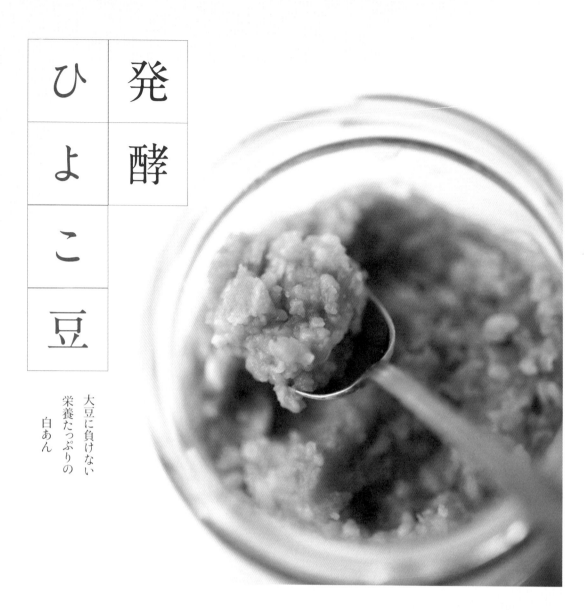

# 発酵ひよこ豆

大豆に負けない
栄養たっぷりの
白あん

## 女性に嬉しい栄養がたっぷり

たんぱく質が豊富なひよこ豆は、麹で発酵させることでとても甘くなるため、本書では白あんの代わりとしてご紹介しています。髪や皮膚、粘膜を健康に保ち、成長を促進するビタミンB6を含みます。女性ホルモンのエストロゲンに似た働きをするイソフラボンも含まれ、ハリのある肌をつくり、イライラを抑える効果や骨粗しょう症の予防に役立ちます。

## 肌や粘膜のトラブルから守る

爪が割れやすい、髪の毛が傷みやすかったり白髪が増えやすい、ドライアイになりやすい、肌の艶がなかったり乾燥する、寝つきが悪い、眠りが浅いなどの不調は、「血」の不足からおこると薬膳では考えられています。これらの不調は、麹の肌や粘膜の健康を維持する作用と、ひよこ豆の「血」をつくる効能で改善が期待できます。

**材料（作りやすい分量）**

- ひよこ豆（水煮）…100g
- 乾燥米麹（生米麹でも可）
  …100g
- 水…50g
  *びんは容量350mL程度の
  ものを使用

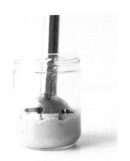

**step 1**

清潔なびんにひよこ豆、水を入れ、ハンドミキサーかマッシャーで細かくつぶす。

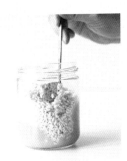

**step 2**

1に乾燥米麹を加えてスプーンで混ぜ合わせ、蓋を軽くしめておく。

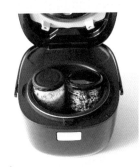

**step 3**

炊飯器の内がまに水、熱湯各2カップ（分量外）を入れ、2を入れる。
*ここでは発酵あずきと同時に発酵させている

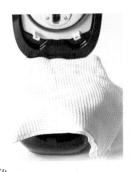

**step 4**

炊飯器の蓋を開けたまま、乾いたふきんをかけて8〜12時間保温する。

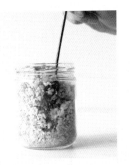

**step 5**

途中、2時間経過したところで取り出してスプーンで底からしっかり混ぜる。再度蓋を軽くしめて炊飯器に戻す。

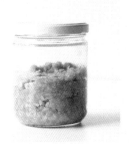

**step 6**

完成後、冷蔵庫で3ヵ月保存可能（使用する際は清潔なスプーンを使う）。

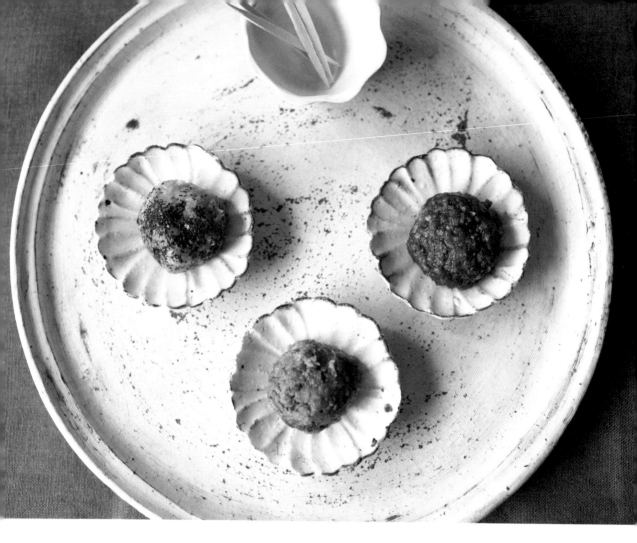

# あんこ玉

### 材料（1人分）

- **発酵ひよこ豆**（P123）…90g
- 抹茶（粉）…小さじ1/2
- アールグレイ（茶葉）…ひとつまみ
- ココア…小さじ1/2

身体の熱をとって頭をスッキリさせ、クールダウンさせてくれる効能のある抹茶。考えごとをしすぎて頭がのぼせたとき、目の充血、疲れ目などの改善に有効です。暑気あたりにも効果的ですが、とりすぎは身体を冷やすためご注意を。

### 作り方

1 発酵ひよこ豆を3つに分ける。それぞれに抹茶、アールグレイ、ココアを混ぜてラップで丸める。

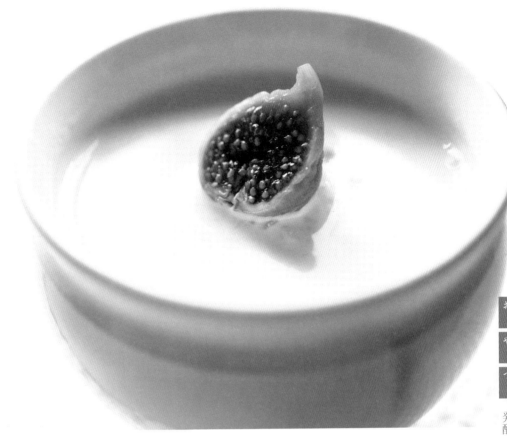

# 白あんしるこ

**材料（1人分）**

- 牛乳…1/2カップ
- **発酵ひよこ豆**（P123）…1/4カップ
- **塩麹**（P14）…小さじ1
- ドライいちじく…1個

いちじくには整腸作用があり、便秘と下痢の両方を改善します。食欲不振、二日酔いにも効果があります。また声がかれる、のどの痛みがある、空せきなどを改善する潤い効果もあります。おでき、痔、切り傷にも有効とされています。

**作り方**

1 カップに牛乳、発酵ひよこ豆、塩麹を入れて混ぜる。ドライいちじくをのせる。

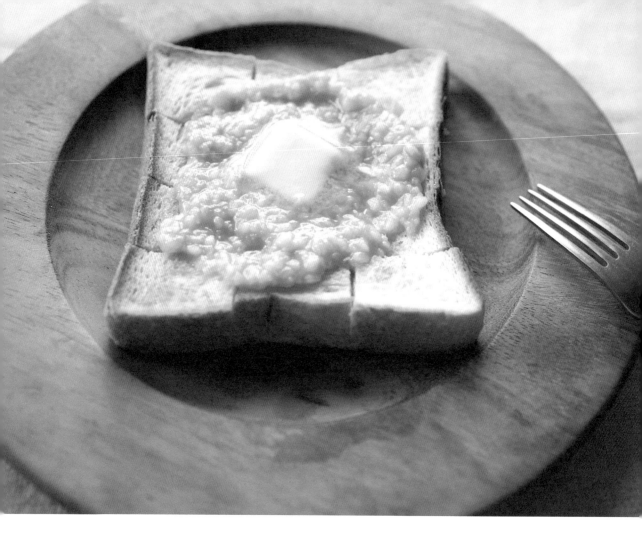

# 白あんバタートースト

**材料（1人分）**

- 食パン…1枚
- バター、**発酵ひよこ豆**(P123)…適量

エネルギーの「気」をチャージして、「五臓」全体の働きを底上げしてくれるバター。「血」を増やし、肺を潤して肌や髪の乾燥、便秘、口内炎を改善します。カルシウムの吸収に役立つビタミンDも含んでいます。

**作り方**

1  食パンに浅く格子状の切り込みを入れてトースターで焼く。バターを薄く塗って発酵ひよこ豆をのせて、さらにバターをのせる。

著者略歴

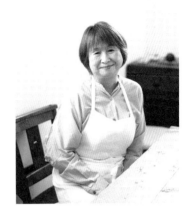

国際中医薬膳師、フードコーディネーター

# 大友 育美　Ikumi Otomo

日本中医学院にて中医学を学び、国際中医薬膳師の資格を取得。自然食レストランでの調理担当を経て、テレビ、書籍、雑誌、Webメディアなどで活動中。身近な食材でおいしくて作りやすい、体にやさしい料理が好評。近著に『七十二候の食薬レシピ』(学研プラス)、『おくすり味噌汁』(ワニブックス)がある。
● Instagramアカウント：
大友育美(@ikumi_otomo)

## 最新著書 好評 発売中!

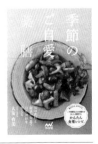

『季節のご自愛薬膳』
(マイナビ出版)

体よろこぶ、心やすらぐ―二十四節気ごとのお悩みをおいしく解消するかんたん食薬レシピ。旬の食材と薬膳の知恵で自律神経を整える。

# いたわり発酵ごはん

不調しらずの体をつくるおいしい薬膳の知恵

2023年11月25日　初版第1刷発行

著者　　　大友育美
発行者　　角竹輝紀
発行所　　株式会社マイナビ出版
　　　　　〒101-0003
　　　　　東京都千代田区一ツ橋2-6-3 一ツ橋ビル 2F
　　　　　TEL:0480-38-6872（注文専用ダイヤル）
　　　　　TEL:03-3556-2731（販売部）
　　　　　TEL:03-3556-2735（編集部）
　　　　　MAIL:pc-books@mynavi.jp
　　　　　URL:https://book.mynavi.jp

デザイン ……………… こたけ みゆき（CotaGra）
デザインアシスタント… 藤本 舞
DTP …………………… ドルフィン
イラスト ……………… 須山 奈津希
撮影…………………… 有賀 傑
企画・編集 ………… 土澤 あゆみ
調理補助……………… 金城 陽子
校正…………………… 鴎来堂
印刷・製本 ………… シナノ印刷株式会社

〈参考文献〉
「現代の食卓に生かす 食物性味表」（著：日本中医食養学会）